Luisa Maria Ribeaúx Hernández

Protocolo de cuidados de enfermagem.

Luisa Maria Ribeaúx Hernández

Protocolo de cuidados de enfermagem.

Uma proposta para avaliar o comportamento de ameaça de parto pré-termo

ScienciaScripts

Imprint
Any brand names and product names mentioned in this book are subject to trademark, brand or patent protection and are trademarks or registered trademarks of their respective holders. The use of brand names, product names, common names, trade names, product descriptions etc. even without a particular marking in this work is in no way to be construed to mean that such names may be regarded as unrestricted in respect of trademark and brand protection legislation and could thus be used by anyone.

Cover image: www.ingimage.com

This book is a translation from the original published under ISBN 978-613-9-41113-9.

Publisher:
Sciencia Scripts
is a trademark of
Dodo Books Indian Ocean Ltd. and OmniScriptum S.R.L publishing group

120 High Road, East Finchley, London, N2 9ED, United Kingdom
Str. Armeneasca 28/1, office 1, Chisinau MD-2012, Republic of Moldova, Europe
Printed at: see last page
ISBN: 978-620-8-33562-5

À minha mãe, pelo seu apoio inabalável nos momentos mais difíceis.

Ao Professor Dr. Juan Carlos Martínez que me orientou no meu desenvolvimento profissional e contribuiu com os seus conhecimentos para a obtenção de indicadores maternos e infantis satisfatórios na nossa unidade.

Ao meu pai, pela sua preocupação, confiança e apoio incondicional.

À Mestre Ada Núñez Galán, que tem sido um guia no meu desenvolvimento profissional, pelos seus conhecimentos e ajuda incondicional durante esta investigação.

Aos professores Abelardo Toirac Lamarque e José Antonio Casas, pelo seu empenho e dedicação permanente na obtenção de indicadores de excelência para o nosso centro.

Lic. Luisa María Ribeaux Hernández

A todas as pessoas que, de uma forma ou de outra, tornaram possível a realização deste trabalho de investigação, o meu eterno agradecimento.

Luisa María Ribeaux Hernández

RESUMO

O enfermeiro é constituído por um sistema totalmente compensatório, no qual presta e gere os cuidados, faz julgamentos e toma decisões sobre os cuidados ao doente. Isto é visível no modo de atuação deste profissional e nas extensões das suas funções. Realizou-se uma investigação descritiva, prospetiva e transversal com o objetivo de avaliar o comportamento da ameaça de parto pré-termo e desenhar um protocolo de cuidados de enfermagem no serviço de Atenção Materno Perinatal do Hospital Materno Tamara Bunke Bider de Santiago de Cuba. O estudo foi realizado com 210 pacientes que deram entrada no serviço durante este período com este diagnóstico, avaliando as respostas da paciente após o procedimento. As observações nas notas de enfermagem e as acções independentes, dependentes e interdependentes permitiram validar a eficácia das intervenções e a satisfação dos pacientes e dos prestadores de serviços. O procedimento alcançará a implementação de um protocolo de cuidados de enfermagem e a elaboração de instrumentos para fins de avaliação para alcançar o término gestacional a termo e assim obter um recém-nascido vivo, saudável e sem complicações.

ÍNDICE

INTRODUÇÃO

O principal objetivo da comunidade é promover a saúde e o desenvolvimento normal e completo do indivíduo. Uma nova conceção perinatológica da obstetrícia contemporânea impõe diferentes abordagens para melhorar a qualidade de vida dos bebés.

Cerca de 13 milhões de bebés nascem prematuramente todos os anos em todo o mundo. A maioria destes nascimentos ocorre em países em desenvolvimento e contribui para a maior parte da morbilidade e mortalidade perinatal anual do mundo.[1]

Nos registos do Sistema de Saúde Pública da cidade de Rosário, na Argentina, o número de nascimentos pré-termo (definidos como aqueles que ocorrem antes das 37 semanas de gestação) foi de 78%. Informações de países industrializados revelam valores semelhantes, com os nascimentos pré-termo contribuindo com 69-83% das mortes neonatais. Grande parte da morbilidade perinatal grave está também associada a estes nascimentos. A síndrome do desconforto respiratório, a enterocolite necrosante, a hemorragia intraventricular e as incapacidades a longo prazo, como a paralisia cerebral, a cegueira e a perda de audição, são muito mais comuns nos nascimentos pré-termo. [2 3]

A prematuridade é uma patologia com a qual os obstetras e os pediatras têm de lidar desde há anos, e pouco se avançou, mesmo nos países desenvolvidos, sendo a principal causa de morte perinatal. Estão a ser feitos grandes esforços em termos de investigação e de cuidados.[2] A prematuridade implica uma elevada morbilidade e as consequências de um risco elevado de incapacidade devido a sequelas neurológicas e nutricionais, a perturbações da aprendizagem ou a fenómenos de baixa estima por parte da família e da sociedade.[3]

Ao longo do tempo, os factores infecciosos tornaram-se cada vez mais importantes na patogénese da gravidez. Entre eles estão as infecções do trato urinário, que são a complicação infecciosa mais frequente durante a gravidez, a sua incidência oscila entre 3 e 12%, e as modificações anatómicas e fisiológicas parecem predispor para esta elevada frequência.[3]

A etiopatogénese permanece desconhecida, mas têm sido feitos progressos em alguns aspectos, tendo sido relatados problemas placentários, infecções, imunológicos, uterinos, maternos, traumatismos, cirurgias, anomalias fetais e condições idiopáticas. Clinicamente, estão associados a idade materna extrema, carência socioeconómica, antecedentes de hipertensão, antecedentes de prematuridade, rotura prematura de membranas, restrição do crescimento fetal, hábitos tóxicos, fármacos, desnutrição, doenças maternas hipertensivas, pré-eclampsia, infecções maternas, multigestação, fertilização assistida, intervencionismo, etc.[2] Recentemente, reconheceu-se o papel do feto no início do trabalho de parto e, de uma forma simplista, sugeriu-se que o feto, ao reconhecer que o seu ambiente se tornou hostil, precipita o trabalho de parto.[3]

A incidência de nascimentos pré-termo mantém-se estável em várias regiões do mundo, entre 5 e 12%, com algumas regiões a registar uma tendência crescente. A ênfase é colocada nos países da América Latina, onde, em geral, existe um impacto negativo no sector da saúde devido às actuais condições socioeconómicas e às deficientes políticas de saúde. A influência dos factores infecciosos está cada vez mais presente. Os antibióticos têm mesmo sido utilizados para travar a ameaça de parto prematuro. Cerca de 40% dos nascimentos prematuros são devidos a causas infecciosas.[4]

Por outro lado, o nascimento pré-termo está associado a custos significativos para a saúde pública. Nos países industrializados, a maioria dos bebés com baixo peso à nascença tende a ser pré-termo. Um estudo realizado nos Estados Unidos da América estimou que as despesas adicionais com a saúde, a educação e os cuidados gerais das crianças com 15 anos ou menos que tinham baixo peso à nascença ascenderam a cerca de 6 mil milhões de dólares em 2008. Entre os nascidos com peso inferior a 1 500 gramas, que constituem cerca de 1 por cento de todos os nascimentos, o custo dos cuidados médicos para cada criança durante o primeiro ano de vida foi, em média, de 60 000 dólares.[5]

Desde o triunfo da Revolução, a nossa organização de saúde começou a implementar um número e uma qualidade crescentes de actividades destinadas à promoção, prevenção e proteção da saúde das mães e das crianças, que deram frutos com resultados evidentes na maioria dos indicadores, incluindo a redução das taxas de Mortalidade Perinatal I e de Mortalidade Infantil.[6]

O trabalho da Revolução na saúde pública cubana deu sempre prioridade aos grupos populacionais em risco, destacando-se as acções sociais e sanitárias em relação às mulheres e às crianças. As principais conquistas obtidas nos indicadores que reflectem o estado da saúde materno-infantil em Cuba estão implícitas na maioria das acções de desenvolvimento social, cultural e económico, dentro de uma vontade política e da não discriminação das mulheres e das crianças, que gozam de vantagens e programas de educação, cultura e outros no seio da sociedade, e que aumentam o estado geral de saúde materno-infantil saudável.[7]

Em Cuba, um dos objectivos do Sistema Nacional de Saúde é alcançar a excelência nos cuidados materno-infantis através da promoção, prevenção e recuperação através do programa de Cuidados Maternos e Infantis como estratégia de saúde com o objetivo de reduzir os indicadores de morbilidade e mortalidade no nosso país.[8, 9]

O sistema de saúde exige que todos os responsáveis pelos cuidados à população se envolvam em acções destinadas a melhorar a qualidade do serviço nas diferentes áreas. A qualidade é um valor tão importante como a saúde; é por isso que os enfermeiros, enquanto membros da equipa de saúde, devem desenvolver uma cultura de qualidade e aderir a programas com uma atitude proactiva.[10]

A nível internacional, verifica-se uma tendência para a criação de novas estratégias que garantam a segurança dos doentes, bem como para demonstrar a qualidade dos cuidados prestados e facilitar a criação de indicadores de avaliação. As intervenções seguras resultantes têm a capacidade de ter um impacto positivo na mortalidade, morbilidade, incapacidade e complicações nos utentes, bem como de determinar a garantia de qualidade dos cuidados.[10]

Neste sentido, desde Florence Nightingale até aos nossos dias, a enfermagem sempre demonstrou vontade e empenho na segurança dos doentes e na melhoria contínua dos processos de cuidados que presta. Foi precisamente ela que, nas suas Notas de Enfermagem, afirmou mais à frente: "Todos os resultados de bons cuidados de enfermagem podem ser anulados por um defeito, por não se saber fazer com que o que se faz quando se está presente, se faça quando não se está presente" esta afirmação pode ser reconhecida como o início da ideia do Plano de Cuidados de Enfermagem.[11]

A enfermagem, como profissão, faz parte dos serviços de saúde, desempenhando um papel muito importante na prestação de cuidados aos doentes, envolvendo-se na realidade sócio-sanitária do nosso país e coordenando esforços com o resto da equipa de saúde no cumprimento dos objectivos institucionais do sector da saúde e no âmbito da qualidade dos cuidados e das orientações que regulam o exercício profissional.[12]

O enfermeiro é constituído por um sistema totalmente compensatório em que presta e gere os cuidados, faz julgamentos e toma decisões sobre os cuidados ao doente. Isto é visível na forma como este profissional actua e nas extensões das funções deste profissional. Para a equipa de enfermagem, tendo em conta o seu objetivo profissional, a implementação do protocolo de cuidados e a conceção de instrumentos para efeitos da sua avaliação constitui uma ferramenta de valor inquestionável, de modo a conseguir a conclusão da gravidez e, assim, obter um recém-nascido vivo, saudável e sem complicações. [13]

A enfermagem tem evoluído de forma dramática e espetacular como disciplina científica, aceite pelos próprios profissionais de enfermagem e por outros que contribuem para o seu trabalho. Esta profissão tem duas dimensões: a ciência e a aplicação das descobertas científicas nos sistemas de cuidados, ou seja, a prática de enfermagem e o seu desenvolvimento científico e técnico, que tem permitido obter níveis mais elevados de competência e desempenho que abordam os problemas de saúde e a satisfação das necessidades humanas. [14]

Fomos capazes de empregar cientificamente métodos e investigações que fizeram da enfermagem dos nossos dias uma profissão de alto nível científico que só o nosso pessoal é capaz de identificar problemas, classificar dados positivos e negativos e, a partir daí, estabelecer prioridades, fazer diagnósticos de enfermagem, delinear objectivos e expectativas, executar acções independentes, avaliar a resposta do doente para chamar a si estas caraterísticas feitas, Processo de Cuidados de Enfermagem (doravante PAE), como método científico orientador da atividade profissional.[15]

A profissão de enfermeiro tem vindo a adaptar-se para responder à evolução das necessidades e das expectativas dos diferentes serviços de cuidados nos três níveis de cuidados. Este facto é visível no alargamento das funções da profissão de enfermeiro. O desenvolvimento da medicina preventiva nos cuidados ginecobstétricos, a par de mudanças técnicas e organizacionais substanciais para melhorar a qualidade dos cuidados ao binómio mãe-filho, obrigaram a procurar formas dinâmicas de favorecer o desempenho da equipa de saúde, entre as quais a deteção precoce de factores de risco nas grávidas com ameaça de parto pré-termo, tanto nas internadas no hospital ou no domicílio, como nas que não necessitaram desta indicação médica essencial.[12]

Na nossa unidade a incidência de nascimentos pré-termo de 2015 a 2020 teve o seguinte comportamento:

- O Hospital Materno Norte "Tamara Bunke Bider", é um hospital onde são tratados cerca de 75% dos bebés com baixo peso à nascença, com excelentes resultados em termos de mortalidade infantil (1,2 por 1000 nados vivos). [16]
- Em 2020 a taxa de prematuridade foi de 8,1% e os recém-nascidos de baixo peso um total de 252, pelo que a implementação de um protocolo de cuidados de enfermagem em grávidas com ameaça de parto pré-termo é uma premissa essencial para um desempenho profissional eficiente no serviço de Cuidados Materno Perinatais (doravante CMP). Daí a motivação para esta investigação.

DECLARAÇÃO DO PROBLEMA

O sistema público de saúde aspira à formação de profissionais competentes no desempenho das suas funções, capazes de enfrentar com êxito todas as exigências do atual contexto cubano. A ameaça do parto pré-termo constitui um problema na nossa província, a evolução satisfatória destas grávidas está intimamente relacionada com os cuidados de enfermagem que se realizam e deve conseguir-se que a gravidez se prolongue até ao termo, obtendo-se um recém-nascido saudável, com bom peso e sem complicações. Assim, a implementação de um Protocolo de Cuidados de Enfermagem é um problema atual na formação dos profissionais que trabalham no serviço de Cuidados Maternos Perinatais.

HIPÓTESE

A implementação de um protocolo de cuidados de enfermagem para grávidas com ameaça de parto pré-termo no serviço de Cuidados Maternos Perinatais permitirá traçar estratégias para prestar um melhor serviço que satisfaça o trabalhador no seu desempenho e o doente nos cuidados recebidos.

OBJECTIVO GERAL

Avaliar o comportamento da ameaça de parto pré-termo no serviço de Atenção Materno-Perinatal do Hospital Maternal Tamara Bunke Bider de Santiago de Cuba durante o ano 2020.

OBJECTIVOS ESPECÍFICOS

Conceber um protocolo de cuidados de enfermagem para grávidas com diagnóstico de ameaça de parto pré-termo.

QUADRO TEÓRICO

1) Em que altura da gravidez nasce a maioria dos bebés prematuros?

O nascimento prematuro é um problema de saúde grave. Os bebés prematuros correm um risco acrescido de complicações de saúde à nascença, como problemas respiratórios, e mesmo de morte. Na maioria dos casos, estes bebés necessitam de cuidados especiais numa unidade de cuidados intensivos neonatais, com pessoal médico especializado e equipamento capaz de tratar os diferentes problemas a que estão expostos.[17]

Os bebés prematuros têm também um maior risco de deficiências permanentes, como atraso mental, problemas de aprendizagem e de comportamento, paralisia cerebral, problemas pulmonares e perda de visão e de audição. Estudos recentes sugerem que os bebés prematuros podem ter um risco acrescido de desenvolver sintomas associados ao autismo (problemas sociais, comportamentais e de fala). [9,17]

Os estudos também sugerem que os bebés muito prematuros podem ter um risco acrescido de certos problemas de saúde na idade adulta, como a diabetes, a hipertensão arterial e as doenças cardíacas. Mais de 70 por cento dos bebés prematuros nascem entre as 34 e as 36 semanas de gestação. São os chamados nascimentos pré-termo próximos do termo. Estes bebés são responsáveis pela maior parte do aumento da taxa de nascimentos pré-termo nos Estados Unidos. Um estudo de 2008 concluiu que as cesarianas são responsáveis por quase todo o aumento dos nascimentos pré-termo únicos nos Estados Unidos e que este grupo registou o maior aumento de partos por cesariana. [5,17]

Cerca de 12% dos bebés prematuros nascem entre as 32 e as 33 semanas de gestação, cerca de 10% entre as 28 e as 31 semanas e cerca de 6% antes das 28 semanas de gestação. [2,1717]Todos os bebés prematuros correm o risco de ter problemas de saúde, mas quanto mais prematuros forem, maior é o risco de complicações graves.

Os bebés nascidos antes das 32 semanas de gestação são geralmente muito pequenos e os seus órgãos estão menos desenvolvidos do que os dos bebés nascidos mais tarde. Felizmente, os avanços na obstetrícia e na neonatologia, o ramo da pediatria que cuida dos recém-nascidos, melhoraram as hipóteses de sobrevivência mesmo dos bebés mais pequenos.

1.1 Quais são as causas dos nascimentos prematuros?

A maioria dos nascimentos pré-termo deve-se a um trabalho de parto pré-termo espontâneo ou a uma rutura prematura das membranas, quando o saco que contém o bebé no interior do útero se rompe prematuramente. O trabalho de parto pré-termo é o termo utilizado para designar um parto que começa antes das 37 semanas de gestação. As causas do trabalho de parto pré-termo ou da rutura prematura das membranas não são conhecidas ao certo, mas investigações recentes sugerem que, em muitos casos, se devem à resposta natural do organismo a determinadas infecções, como as que afectam o líquido amniótico e as membranas fetais.

No entanto, em cerca de metade dos nascimentos pré-termo, os médicos não conseguem determinar a razão do nascimento pré-termo da mulher.[18] Cerca de 25% dos nascimentos pré-termo ocorrem quando o médico induz o parto antes do termo ou quando é efectuada uma cesariana devido a complicações na gravidez ou a problemas de saúde da mãe ou do feto.

Em muitos destes casos, o parto pré-termo é provavelmente a opção mais segura para a mãe e para o bebé. O que preocupa a March of Dimes, no entanto, é o facto de alguns partos pré-termo ocorrerem sem justificação médica adequada ou serem realizados a pedido da mãe. Em alguns casos, isto pode levar a um parto pré-termo próximo, com riscos potenciais para o bebé. As mulheres são aconselhadas a esperar pelo menos 39 semanas antes de programar um trabalho de parto induzido ou uma cesariana, exceto se existirem problemas médicos que exijam um parto mais cedo.[19]

1.2 Quais são as mulheres com maior risco de parto pré-termo?

Qualquer mulher pode ter um parto prematuro, mas algumas mulheres correm um risco mais elevado. Os investigadores identificaram alguns factores de risco, mas os médicos ainda não conseguiram determinar quais são as mulheres de maior risco.[20]

- Existem três grupos de mulheres com risco acrescido de parto pré-termo:
    - ✓ Mulheres que já deram à luz prematuramente
    - ✓ Mulheres que esperam gémeos, trigémeos ou mais bebés
    - ✓ Mulheres com determinadas anomalias do útero ou do colo do útero
- Certos factores do estilo de vida podem colocar uma mulher em maior risco de parto prematuro, tais como
    - ✓ Falta de cuidados pré-natais ou início demasiado tardio dos cuidados pré-natais
    - ✓ Fumar
    - ✓ Consumo de álcool
    - ✓ Consumo de drogas ilícitas

- ✓ Exposição ao medicamento dietilstilbestrol (DES)
- ✓ Violência doméstica (incluindo abuso físico, sexual e emocional)
- ✓ Falta de apoio social
- ✓ Níveis excessivos de stress
- ✓ Trabalhar muitas horas em pé durante demasiado tempo
- ✓ Exposição a determinados poluentes ambientais

▪ Certas condições médicas durante a gravidez também podem aumentar as hipóteses de uma mulher ter um parto prematuro, por exemplo:

- ✓ Infecções (incluindo infecções do trato urinário, vaginais, sexualmente transmissíveis e outras)
- ✓ Tensão arterial elevada e pré-eclâmpsia
- ✓ Diabetes
- ✓ Perturbações da coagulação (trombofilia)
- ✓ Baixo peso antes da gravidez
- ✓ Obesidade
- ✓ Períodos curtos entre gravidezes (um estudo concluiu que esperar menos de 18 meses entre um parto e o início da gravidez seguinte aumenta o risco de parto prematuro, embora o maior risco seja quando decorrem menos de seis meses.[20] As mulheres são aconselhadas a consultar o seu médico para determinar quanto tempo devem esperar em cada caso).
- ✓ Estar grávida de apenas um bebé após uma fertilização in vitro
- ✓ Defeitos congénitos do bebé
- ✓ Hemorragia vaginal.

- Alguns factores demográficos também aumentam o risco de parto prematuro:
  - ✓ Mãe negra não hispânica
  - ✓ A mãe tem menos de 17 ou mais de 35 anos de idade
  - ✓ Baixo estatuto socioeconómico.

Mesmo que uma mulher tenha um ou mais destes factores de risco, isso não significa que vá dar à luz prematuramente. No entanto, todas as mulheres são aconselhadas a conhecer os sinais de trabalho de parto prematuro e a saber o que fazer em cada caso.

1.4 Que complicações médicas são comuns nos bebés prematuros?

- Há uma série de complicações que são mais comuns nos bebés prematuros do que nos bebés de termo:

Síndrome do desconforto respiratório (SDR): Cerca de 23.000 bebés por ano, a maioria dos quais nascidos antes das 34 semanas de gestação, têm este problema respiratório. Os bebés com SDR têm falta de uma proteína chamada surfactante que impede o colapso dos pequenos sacos de ar nos pulmões. O tratamento com surfactante ajuda os bebés a respirar mais facilmente. [20,] Desde que foi introduzido em 1990, as mortes por SDR diminuíram para cerca de metade. [21]

O médico pode suspeitar que o bebé tem SDR quando nota que o bebé se esforça para respirar. Muitas vezes, o diagnóstico pode ser confirmado por uma radiografia dos pulmões e análises ao sangue. Para além do tratamento com surfactante, os bebés com SDR podem necessitar de oxigénio extra e de ventilação mecânica para manter os pulmões dilatados.

Poderão ter de utilizar um ventilador ou receber um tratamento conhecido como pressão positiva contínua nas vias respiratórias (a seguir designada por CPAP), um método de fornecimento de ar pressurizado aos pulmões do bebé através de pequenos tubos colocados no nariz do bebé ou através de um tubo inserido na traqueia do bebé. O CPAP ajuda o bebé a respirar, mas não respira pelo bebé. [21] Os bebés mais doentes podem necessitar da ajuda de um ventilador para respirar por eles enquanto os seus pulmões amadurecem.

- **Apneia**.

Por vezes, os bebés prematuros deixam de respirar durante 20 segundos ou mais. Esta interrupção da respiração é designada por apneia e pode ser acompanhada por uma redução do ritmo cardíaco. Os bebés prematuros são constantemente observados para detetar a apneia. Se o bebé deixar de respirar, o pessoal de enfermagem estimula-o dando-lhe palmadinhas ou tocando-lhe na planta dos pés.[21]

- Hemorragia intraventricular (HIV).

As hemorragias cerebrais são comuns em alguns bebés prematuros, particularmente nos que nascem antes das 32 semanas de gestação. Estas hemorragias ocorrem normalmente durante os primeiros três dias de vida e podem ser diagnosticadas por ecografia. A maioria das hemorragias cerebrais é ligeira e resolve-se por si só, causando poucas ou nenhumas consequências permanentes.

As hemorragias mais graves podem afetar a substância do cérebro ou fazer com que os ventrículos cerebrais (cavidades no cérebro que estão cheias de líquido) se dilatem rapidamente e aumentem a pressão sobre o cérebro, o que pode provocar lesões cerebrais (como paralisia cerebral ou problemas de aprendizagem e de comportamento). Quando o líquido permanece nos ventrículos, os neurocirurgiões inserem frequentemente um tubo no cérebro para drenar o líquido e reduzir o risco de lesões cerebrais.

- Patente do canal arterial (a seguir designada PCA).

A persistência do canal arterial é um problema cardíaco frequentemente observado em bebés prematuros. Antes do nascimento, uma grande artéria chamada ductus arteriosus ou canal arterial faz com que o sangue passe ao lado dos pulmões, uma vez que o feto recebe o oxigénio de que necessita através da placenta. [22]Normalmente, o canal arterial fecha pouco depois do nascimento para que o sangue possa circular até aos pulmões e absorver o oxigénio.

Quando o canal arterial não fecha corretamente, pode levar a insuficiência cardíaca. A PCA pode ser diagnosticada com um tipo especial de ultrassom conhecido como ecocardiografia ou com outros exames de imagem. Os bebés com PCA são tratados com medicamentos para ajudar a fechar o canal arterial, embora possa ser necessária cirurgia se os medicamentos não forem eficazes.

- Enterocolite necrosante (a seguir designada por NEC).

Alguns bebés prematuros desenvolvem este problema intestinal potencialmente perigoso duas a três semanas após o nascimento, o que pode levar a dificuldades de alimentação, inchaço abdominal e outras complicações. A ECN pode ser diagnosticada através de análises ao sangue e de exames imagiológicos, como radiografias. Os bebés afectados são tratados com antibióticos e alimentados por via intravenosa enquanto o seu intestino cicatriza. Em alguns casos, é necessária uma intervenção cirúrgica para remover secções do intestino lesionadas. [22]

- Retinopatia da prematuridade (ROP).

A retinopatia da prematuridade é um crescimento anormal dos vasos sanguíneos no olho que pode levar à perda de visão e ocorre principalmente em bebés nascidos antes das 32 semanas de gestação. A

RDP pode ser diagnosticada através de um exame oftalmológico efectuado várias semanas após o nascimento. A maioria dos casos é ligeira e os olhos curam-se por si próprios com pouca ou nenhuma perda de visão. Nos casos graves, o oftalmologista pode tratar os vasos anormais com laser ou crioterapia (congelação) para proteger a retina e preservar a visão.

- **Icterícia**.

Os bebés prematuros têm mais probabilidades de desenvolver iterícia do que os bebés de termo, porque os seus fígados não estão suficientemente maduros para eliminar do sangue um produto residual chamado bilirrubina. Os bebés com iterícia caracterizam-se pelo amarelecimento da pele e dos olhos. A iterícia é normalmente ligeira e, em geral, não é prejudicial. [22, 23]No entanto, níveis muito elevados de bilirrubina podem causar lesões cerebrais.

As análises ao sangue podem verificar se os níveis de bilirrubina são demasiado elevados e, em caso afirmativo, o bebé pode ser tratado com luzes especiais (fototerapia) para ajudar o organismo a eliminar a bilirrubina e, assim, evitar lesões cerebrais. Ocasionalmente, se os níveis de bilirrubina subirem demasiado, o bebé pode necessitar de um tipo especial de transfusão de sangue.

- **Anemia**.

Os bebés prematuros são frequentemente anémicos, o que significa que não têm glóbulos vermelhos suficientes. Normalmente, o bebé armazena ferro durante os últimos meses de gravidez e utiliza-o no final da gravidez e após o nascimento para produzir glóbulos vermelhos. Os bebés prematuros podem não ter tido tempo suficiente para armazenar ferro. Se o bebé for anémico, desenvolve frequentemente problemas de alimentação e cresce mais lentamente. A anemia pode também agravar os problemas cardíacos ou respiratórios. Estes bebés podem ser tratados com suplementos dietéticos de ferro, medicamentos que aumentam a produção de glóbulos vermelhos ou transfusões de sangue.[23]

- **Doença pulmonar crónica ou displasia broncopulmonar (a seguir designada por DBP).**

A doença pulmonar crónica afecta principalmente os bebés prematuros que necessitam de tratamento permanente com oxigénio suplementar. O risco desta doença é maior nos bebés que ainda necessitam de oxigénio 36 semanas após a conceção (ou seja, quando as semanas de gravidez mais as semanas após o nascimento excedem as 36 semanas).

Estes bebés acumulam fluido nos pulmões e sofrem cicatrizes e lesões pulmonares que podem ser vistas em radiografias. Os bebés afectados são tratados com oxigénio e medicamentos que facilitam a respiração. Nalguns casos, necessitam de assistência de um ventilador, que é gradualmente descontinuado. Normalmente, os pulmões curam-se nos primeiros dois anos de vida, embora muitas crianças com DBP desenvolvam uma doença pulmonar crónica semelhante à asma.

- **Infecções**.

Os bebés prematuros têm sistemas imunitários imaturos que são incapazes de combater eficazmente as bactérias, os vírus e outros organismos que podem causar infecções. Algumas das infecções graves normalmente observadas em bebés prematuros incluem, mas não se limitam a, pneumonia (infeção pulmonar), sépsis (infeção do sangue) e meningite (infeção das membranas que envolvem o cérebro).

1.5 Profilaxia

O parto pré-termo continua a ser o "grande problema" para os obstetras e neonatologistas, tanto pelas dificuldades relacionadas com a fisiologia, a patologia e os cuidados a prestar aos bebés pré-termo como pelo prognóstico a longo prazo destas crianças. O desenvolvimento posterior destas crianças é objeto de uma grande incerteza. Os pedopsiquiatras e psicólogos, em numerosos estudos, referiram números alarmantes, como 60% dos bebés pré-termo com lesões cerebrais de intensidade variável, pelo que cada vez mais a atenção se centra nas possibilidades de profilaxia do nascimento pré-termo.[22, 23]

A profilaxia do parto pré-termo não é fácil, dado o desconhecimento de muitos dos factores que estão relacionados com o mesmo, bem como das causas que desencadeiam o parto. No entanto, a profilaxia do parto prematuro é uma necessidade, não só devido à elevada mortalidade encontrada nos bebés prematuros, mas também devido às sequelas a longo prazo encontradas em estudos de seguimento de bebés prematuros.

Nos partos pré-termo (gestações de 258 dias ou menos), a mortalidade perinatal é 33 vezes superior à observada nos partos de termo. No entanto, para reduzir a frequência dos nascimentos pré-termo, é necessário envidar todos os esforços para detetar as causas óbvias, a fim de prolongar a gravidez até que as hipóteses de sobrevivência da criança aumentem sem comprometer o bem-estar da mãe, o que, embora seja essencialmente um problema obstétrico, é da responsabilidade de todos aqueles que têm a responsabilidade pela criança pré-termo após o nascimento.

As complicações maternas durante a gravidez diminuíram drasticamente nos últimos anos. Melhores cuidados pré-natais promovem o crescimento e o desenvolvimento normais da criança, especialmente quando a mãe é saudável ou quando as deficiências maternas são eliminadas, corrigindo as que podem ser tratadas. Os padrões de cuidados pré-natais estão em constante evolução e não podem ser os mesmos para todas as mulheres grávidas.

Em que medida, então, os cuidados pré-natais adequados podem reduzir as taxas de parto pré-termo? Tem havido muito debate sobre este ponto; enquanto alguns lhe atribuem uma importância relativa, outros acreditam que as mulheres identificadas como de alto risco necessitam de uma atenção médica cada vez mais cuidadosa para que a incidência do parto pré-termo possa ser reduzida.[22, 23]

Bruns e Cooper relatam uma redução na incidência de parto pré-termo entre grupos selecionados de alto risco através da intensificação dos cuidados pré-natais. Griswold acredita que a melhoria dos cuidados pré-natais diminui a taxa de parto pré-termo, evitando muitas complicações, incluindo a pré-eclâmpsia. De acordo com Mc Gregor, o tratamento da anemia deve aumentar o peso médio do recém-nascido à nascença.

Donnelly considera que não há provas seguras de que os cuidados pré-natais reduzam significativamente a incidência de partos pré-termo, embora melhorem o prognóstico dos mesmos; por conseguinte, é necessário desenvolver constantemente novos métodos de avaliação dos cuidados pré-natais.

Terris não encontra uma relação exacta entre o nascimento pré-termo e os cuidados pré-natais, referindo-se ao trabalho de Eastman, que observou que as diferenças que encontrou nos cuidados pré-natais de mães pré-termo e de mães de termo podem não se dever aos cuidados pré-natais.

Crosse, no seu livro "Pre-Term Baby", afirma que um peso à nascença inferior a 2500 g pode dever-se a uma gravidez abortada, a um atraso de crescimento ou a uma combinação de ambos. O nascimento pré-termo, uma condição de etiologia multifatorial que ocorre entre as 22 e as 36,6 semanas de idade gestacional, é um problema de saúde global com uma frequência de 4-9% e contribui para aproximadamente 75% da mortalidade perinatal. 23 Tem repercussões na morbilidade e mortalidade maternas, bem como na qualidade de vida das crianças sobreviventes. Tudo isto justifica que se trabalhe no sentido de modificar as causas que lhe estão subjacentes e de tentar inibir o trabalho de parto pré-termo quando não contraindicado.

Profilaxia pré-concecional: Os seguintes aspectos são de particular interesse em relação à profilaxia da prematuridade:[24]

- ✓ Educação sexual para prevenir a gravidez precoce
- ✓ Reduzir, na medida do possível, o aborto voluntário
- ✓ Luta contra o tabagismo
- ✓ Tratamento das infecções cérvico-vaginais

Profilaxia pré-natal

- ✓ Identificar as mulheres grávidas com factores de risco de prematuridade.
- ✓ O exame clínico e ultrassonográfico do colo do útero deve ser realizado de acordo com o algoritmo descrito abaixo.

As mulheres grávidas são classificadas de acordo com o prognóstico de parto pré-termo em quatro grupos e são aplicados algoritmos de acompanhamento individuais a cada uma dessas mulheres.[25]

Classificação das grávidas segundo o prognóstico do parto:

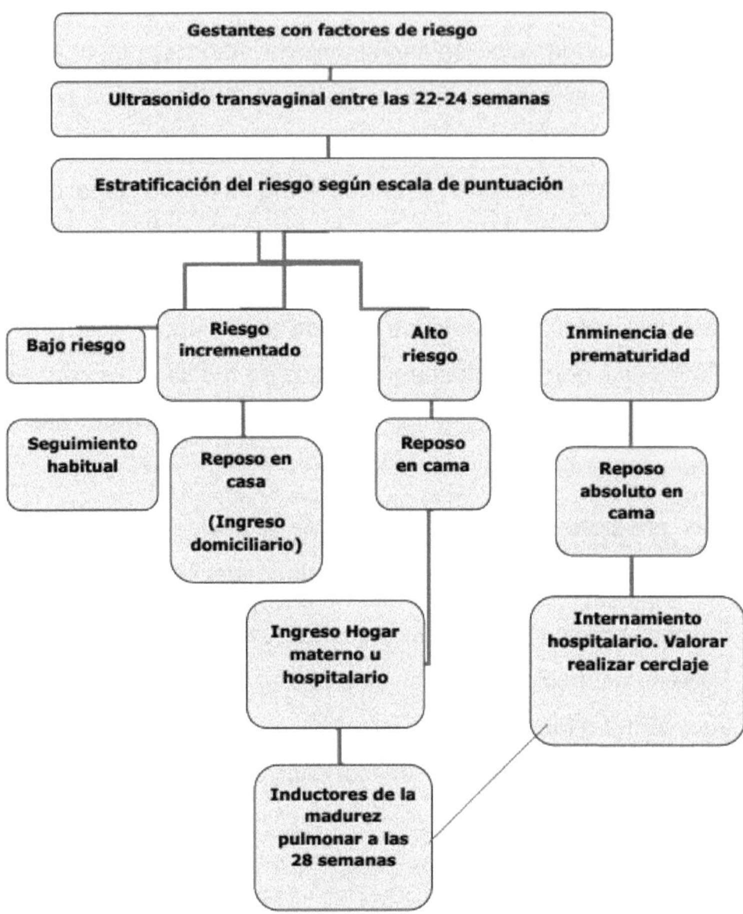

Gestantes con factores de riesgo
Ultrasonido transvaginal entre las 22-24 semanas
Estratificación del riesgo según escala de puntuación
Bajo riesgo
Riesgo incrementado
Alto riesgo
Inminencia de prematuridad
Seguimiento habitual
Reposo en casa
(Ingreso domiciliario)
Reposo en cama
Reposo absoluto en cama
Ingreso Hogar materno u hospitalario
Internamiento hospitalario. Valorar realizar cerclaje
Inductores de la madurez pulmonar a las 28 semanas

1.6 Avaliação do risco de prematuridade devido a incompetência cervical:

A incompetência cervical é uma condição clínica obstétrica, à qual tem sido atribuído o papel de causa de aborto tardio e de partos imaturos e prematuros. Consiste na capacidade do esfíncter cervical interno do útero de manter a gravidez, que cede progressivamente à força da gravidade e à pressão hidrostática do saco amniótico. A sua causa é geralmente traumática, provocada por partos prolongados de terceira etapa, macrossomia fetal ou abortos espontâneos precedidos de dilatação cervical, sendo raramente atribuída a uma origem congénita. A incidência de incompetência cervical é de 2 a 3 % de todas as gravidezes.[26]

O tratamento da incompetência cervical, quando diagnosticada precocemente, é simples e consiste numa intervenção cirúrgica denominada cerclagem cervical, efectuada entre as 12 e as 14 semanas de gestação.[27] É necessário determinar atempadamente os factores de risco durante a assistência pré-natal, a fim de se chegar a um diagnóstico preciso, utilizando todos os meios disponíveis, onde o conhecimento do pessoal de enfermagem desempenha um papel importante, uma vez que será capaz de identificar o grupo a que a mulher grávida pertence, de acordo com a proposta da Dra. Gladys Cruz Laguna, de acordo com as caraterísticas cervicais, o que lhe permitirá tomar medidas para contribuir para a segurança da paciente.[25-27]

Avaliação do risco de prematuridade devido a incompetência cervical:

Esta avaliação será efectuada com base na pontuação proposta pela Dra. Gladys Cruz Laguna e apresentada a seguir: [25-27]

A) Caraterísticas do colo do útero

Comprimento do colo do útero	30 mm e mais	É a medida do canal cervical entre os orifícios interno e externo.
	29 - 25 mm	
	24 - 21 mm	
	20-16 mm	
	15 mm e inferior	
Permeabilidade do orifício cervical interna	Menos de 5 mm	Dilatação do orifício cervical interno, cujo ápice se encontra no canal cervical.
	5 a A mm	
	10 mm e mais	
Teste de esforço	Positivo	Encurtamento cervical de 8 mm ou mais aquando da realização da pressão fúndica utenna
	Negativo	
Pratfusão de membrana	Sim	É a protrusão das membranas amnióticas para o interior do canal cervical.

b) Pontuação para a profilaxia da prematuridade:

Caraterísticas do colo do útero	**0**	**1**	*2*	**3**	**4**
Longituídeo cervical	30 mm e mais	29 - 25 mm	24-21 mm	20 - 16 mm	15 mm e inferior
Permeabilidade	Fechado			5*9 mm	10 mm e mais
Teste de esforço	Negativo				Positivo
Fusão de membranas	Ausente				Presente

Pontuação:

- ✓ Baixo risco de prematuridade que responde a uma pontuação de zero a um
- ✓ Aumento do risco de prematuridade em dois pontos.
- ✓ Risco elevado de prematuridade de três a cinco pontos.
- ✓ A iminência de prematuridade responde a uma pontuação de seis ou mais pontos.

1.7 Comportamento

As seguintes condutas gerais devem ser seguidas:[25-27]

1. **Admissão no serviço de maternidade perinatal**

   2) Avaliar o padrão contrátil durante 1 hora.

   - ✓ Se o padrão contrátil for normal: Avaliar a grávida de forma abrangente e determinar se deve ou não permanecer neste serviço.
   - ✓ Se isto é patológico:

1. Proceder em conformidade com as indicações que se seguem.

As possibilidades de parar o trabalho de parto pré-termo são limitadas, por outro lado, pode ser um mecanismo de proteção quando um feto está ameaçado por insuficiência placentária ou infeção. A tentativa de parar o trabalho de parto pré-termo é, portanto, limitada aos casos que beneficiariam da utilização de glucocorticóides.

Mulheres grávidas em que o trabalho de parto pré-termo não deve ser interrompido

- ✓ Trabalho de parto avançado (dilatação > 4cm)
- ✓ Corioamnionite
- ✓ Doença materna descompensada
- ✓ Anomalias congénitas e cromossómicas
- ✓ Gestação = 34 semanas

Mulheres grávidas com condições para avaliar a deteção de nascimentos pré-termo:

- ✓ Ausência de: Infeção e/ou febre
- ✓ Falta de modificações cervicais
- ✓ Imaturidade pulmonar
- ✓ Idade gestacional inferior a 34 semanas

Comportamento em função da idade gestacional e do peso do feto:

1. Gestação < 27 semanas:

- ✓ Internamento na enfermaria de cuidados materno-perinatais a partir das 26 semanas, sempre que possível
- ✓ Medidas gerais de enfermagem
- ✓ Perfil da sépsis
- ✓ Tratamento etiológico

2. 28-34 semanas de gestação

- ✓ Entrada na CMP
- ✓ Medidas de carácter geral:
  - Repouso em decúbito lateral esquerdo,
  - Pensos esterilizados,
  - Observação de enfermagem de 4 em 4 horas,
  - Desenvolvimentos médicos cada/4hora,
  - Tensão arterial,
  - Frequência respiratória,
  - Dinâmica e frequência uterina,
  - Cardiaca Fetal de 30 em 30 minutos durante o tratamento tocolítico de ataque.
- ✓ Frequência respiratória e reflexos osteotendinosos de 30 em 30 minutos se for utilizado sulfato de magnésio (SO4Mg).
- ✓ Perfil da sépsis:
  - Hemograma com diferencial
  - Sedimentação de eritrócitos
  - Proteína C-reactiva
  - Esfregaço vaginal com cultura
  - Culturas de urina
  - Ultrassom:
- ✓ Transabdominal: Biometria, CPF, ILA, PBF.
- ✓ Transvaginal: Procurar alterações cervicais.

Tratamento etiológico (Tratamento da infeção do trato urinário, da septicemia vaginal, da anemia, etc.)

3) Gestação = 34 semanas:

- ✓ Admissão na enfermaria CMP
- ✓ Medidas de carácter geral
  - Repouso em decúbito lateral esquerdo
  - Pensos esterilizados
  - Observação de enfermagem a cada 4 horas
  - Evolução médica de 4 em 4 horas

Perfil da sépsis

- ✓ Hemograma com diferencial
- ✓ Sedimentação de eritrócitos
- ✓ Proteína C-reactiva
- ✓ Esfregaço vaginal com cultura
- ✓ Culturas de urina

Ultrassonografia: biometria, cálculo do peso fetal, índice de líquido amniótico (IFA) e testes de bem-estar fetal (TPF):

Tratamento etiológico (tratamento da sépsis urinária e vaginal, anemia, etc.).

- ✓ Parar o trabalho de parto pré-termo, ficar na enfermaria CMP durante 48 horas.
- ✓ Em seguida, será transferida para a maternidade.
- ✓ Se o trabalho de parto não for travado, o parto evoluirá espontaneamente.
- ✓ Antibioticoterapia: O mesmo que acima.

Conhecimento do diagnóstico precoce da ameaça de parto pré-termo:

- ✓ Presença de contracções frequentes, regulares e rítmicas (após 22) antes das 37 semanas, com frequência entre 5 e 8 minutos ou menos) ou excedendo o padrão contrátil.
- ✓ Modificações cervicais descritas acima.
- ✓ Outros sinais de alerta: perdas vaginais, queda na apresentação, resultados da USTV, etc.

Antimicrobianos:

Em casos de ameaça de parto pré-termo, o macrólido de eleição é a azitromicina 500 mg de 12 em 12 horas durante três dias ou a eritromicina 250 mg por via oral de 6 em 6 horas durante 7-10 dias.

A falha da inibição do útero ou a sua contraindicação significa que o trabalho de parto pré-termo deve ser efectuado. Os riscos de hipóxia, infeção e traumatismo tornam necessário um cuidado extremo na assistência ao trabalho de parto pré-termo.

CONCEPÇÃO METODOLÓGICA DA INVESTIGAÇÃO

Como caraterísticas gerais da investigação afirma-se que se realizou um estudo descritivo, prospetivo e transversal com o objetivo de avaliar o comportamento da Ameaça de Parto Pré-termo e desenhar um protocolo de cuidados de enfermagem no serviço de Atenção Materno-Perinatal na Maternidade "Tamara Bunke Bider" Norte de Santiago de Cuba, durante um ano, já que este serviço é um elo importante na estratégia de sustentabilidade e redução dos indicadores do Programa Materno-Infantil.

Aspectos bioéticos da investigação

Os princípios éticos e a autonomia do paciente estiveram presentes na realização deste estudo. As normas legais e éticas foram respeitadas, de modo a prestar cuidados de saúde com uma atitude humanista firme e responsabilidade legal.

Foi entregue um formulário a cada doente que participou no estudo, cumprindo o princípio do respeito pela dignidade, através do direito à autodeterminação e à informação completa, depois de explicada a importância da investigação, bem como o direito de abandonar o estudo se assim o desejasse, elementos onde o consentimento informado foi utilizado como princípio justo, preservando a privacidade do doente, garantida pelo anonimato (Anexo 1).

Universo

Foi constituído pelo número total de doentes atendidas no serviço de Cuidados Materno-Perinatais do hospital, com o diagnóstico de ameaça de parto pré-termo durante o ano de 2020, que totalizou 210:

Critérios de inclusão:

- ✓ Aceitação de participar no estudo
- ✓ Ser admitida no serviço de cuidados perinatais da maternidade com um diagnóstico de ameaça de parto pré-termo.
- ✓ Encaminhado pelo serviço de urgência ou por outros serviços do hospital
- ✓ Idade gestacional de 27-36,6 semanas

Critérios de exclusão:

- ✓ Não cumprir os critérios de inclusão acima mencionados.
- ✓ Pacientes que foram concluídos como Descarga Transitória de Oxitocina.

Critérios de saída:

- ✓ Morte
- ✓ Transferência para outra instituição

Aspectos gerais do estudo:

Foi elaborado um formulário para a recolha dos dados primários para os objectivos propostos (Anexo 2). O investigador recolheu a informação fornecida pela história clínica do doente, avaliando a eficácia do tratamento através da nota de resumo diário registada pelo enfermeiro.

Preconceitos:

Em qualquer estudo deste tipo, existe a possibilidade de introduzir erros que alteram as estimativas de risco associadas à exposição em estudo. Alguns dos erros mais comuns são apresentados de seguida:

- ✓ **Viés de seleção:** ocorre quando há uma inclusão desigual de casos. Neste estudo, esse erro é minimizado à sua expressão mínima, uma vez que se trata da mesma condição, uma vez que serão avaliadas as pacientes admitidas no serviço de Cuidados Maternos Perinatais com o diagnóstico de Parto Pré-Termo Ameaçado.

Para este estudo, foi efectuado um tratamento convencional de cumprimento obrigatório e acessibilidade global para todos os doentes, não só na província de Santiago de Cuba, mas também em todo o país, o que também reduz o viés de deteção, uma vez que cada doente recebe este tratamento. É possível que ocorra um viés de não resposta, uma vez que esta investigação requer o consentimento ou a participação voluntária dos doentes. Existe também a possibilidade de viés de inclusão-exclusão e, para o evitar, criámos um registo dos doentes incluídos e não incluídos no estudo.

- ✓ **Enviesamento do observador:** num estudo deste tipo, o conhecimento por parte do investigador pode enviesar a recolha de dados primários, especialmente quando o problema de investigação é conhecido.
- ✓ **Erro na classificação da doença:** Este erro será minimizado através da confirmação do diagnóstico e acompanhamento evolutivo das pacientes com ameaça de parto pré-termo através do inquérito aplicado pelo autor a cada paciente. Também não existe a possibilidade de ocorrência da marca protopática, pois a abordagem da origem temporal é muito clara, ou seja, são investigados factores (representados como uma variável).

OPERACIONALIZAÇÃO DAS VARIÁVEIS

Idade: De acordo com os anos de idade

- ✓ 19 anos e menos
- ✓ 20-34 anos
- ✓ 35 anos ou mais

Paridade:

- ✓ Primíparas
- ✓ Multíparas

Para a variável qualitativa profissão e estado civil da mãe, teremos em conta o seguinte

Profissão da mãe:

- ✓ Dona de casa
- ✓ Trabalhador
- ✓ Estudante

Estado civil da mãe:

- ✓ Individual
- ✓ Casado

Idade gestacional:

- ✓ Entre 27 e 34 semanas
- ✓ Entre 34,1 e 36,6 semanas

Peso à nascença do recém-nascido:

- ✓ Menos de 2500 gramas
- ✓ Mais de 2500 gramas

Doenças relacionadas com a gravidez

- ✓ Anemias
- ✓ Infecções cérvico-vaginais
- ✓ Infecções do trato urinário
- ✓ Doenças hipertensivas
- ✓ Incompetência cervical.
- ✓ Hematoma retroplacentário
- ✓ Coriamnionite
- ✓ Rutura prematura das membranas (RPM)

História obstétrica

- ✓ Primiparidade precoce
- ✓ Partos pré-termo espontâneos anteriores
- ✓ Abortos induzidos anteriores
- ✓ Abortos anteriores no segundo semestre
- ✓ Gravidez de gémeos
- ✓ Altura reduzida
- ✓ Períodos intergenéricos curtos
- ✓ Outros

Administração do tocolítico

- ✓ Sim
- ✓ Não

Presença de reacções adversas durante a administração

- ✓ Sim
- ✓ Não

Aplicação do processo de cuidados de enfermagem: Registado na história clínica.

- ✓ Sim
- ✓ Não

Acções de enfermagem: Conforme descrito no plano de ação.

- ✓ Independentes: São todos os procedimentos ou formas de atuação que o pessoal de enfermagem realiza de forma independente (sem ordem médica), com o objetivo de aliviar, melhorar ou eliminar o problema do doente no mais curto espaço de tempo possível.

Podem ser:

- Acções de apoio psicológico
- Acções de orientação
- Acções de avaliação

- ✓ Dependente: Cumprimento do tratamento médico
- ✓ Interdependentes: Permitem que o doente seja assistido nos vários exames indicados.

Algumas definições: [28]

- Nado-vivo: a expulsão ou extração do produto da conceção, independentemente da duração da gravidez, que, após a separação da mãe, respira ou apresenta sinais de vida, independentemente de o cordão umbilical ter sido cortado ou de a placenta se ter desprendido.
- Recém-nascido de termo: Um recém-nascido nascido entre 37 semanas e menos de 42 semanas.
- Recém-nascido pré-termo: Um recém-nascido que nasceu antes das 37 semanas de idade gestacional.

- Recém-nascido imaturo: nado vivo com peso inferior a 1000 gramas, geralmente com menos de 28 semanas de idade gestacional.
- Recém-nascido de baixo peso: Um recém-nascido que pesa 2500 gramas ao nascer, independentemente da idade gestacional.
- Baixo peso ao nascer para a idade gestacional: recém-nascido com peso ao nascer inferior ao percentil 10 da curva de peso intrauterino, de acordo com a idade gestacional, independentemente da duração da gestação.
- Morte fetal intermédia: Morte fetal em que o feto pesa 500 a 900 gramas à nascença, o que equivale a 20 a 27 semanas de idade gestacional.
- Morte fetal tardia: Morte fetal em que o feto pesa 1000 gramas ou mais, o que equivale a 28 semanas de idade gestacional.
- Mortalidade perinatal: abrange os óbitos fetais de 1000 gramas ou mais e os recém-nascidos que morreram antes dos 7 dias de idade, com um peso à nascença de 1000 gramas ou mais.
- Mortalidade infantil: Qualquer nado-vivo que morra antes de completar um ano de idade.

PROPOSTA DE INTERVENÇÃO DE ENFERMAGEM, PARA PROTOCOLO DE CUIDADOS NA AMEAÇA DE PARTO PRÉ-TERMO

A enfermagem não poderia realizar um trabalho eficaz sem que as suas decisões se baseassem num conhecimento científico aprofundado das ciências básicas e sociais relacionadas com os cuidados prestados aos doentes.[28] Os princípios são a base fundamental sobre a qual assenta uma ação, pelo que os princípios científicos são afirmações de factos geralmente aceites ou verdades essenciais que podem servir de guia para a ação. [29]

Os princípios básicos dos cuidados de enfermagem dependem do conhecimento das ciências naturais, como a anatomia, a fisiologia, a microbiologia, a bioquímica, a biologia, etc., e das ciências sociais, como a psicologia, a sociologia e outras. Estas incluem: [29]

- Ajudar o doente a manter a sua personalidade
- Ajudar o doente a integrar-se na sociedade
- Ajudar os doentes a recuperar a sua saúde
- Proteger o doente de lesões, agentes externos ou doenças

O Processo de Cuidados de Enfermagem fornece um mecanismo que permite ao enfermeiro fazer juízos responsáveis e válidos sobre os doentes, a partir dos quais pode avaliar, diagnosticar, planear, implementar e avaliar os cuidados de enfermagem em resposta às necessidades variáveis do indivíduo. [30]

É importante notar que, no meio das pressões e dos constrangimentos da prática diária, quando a vida humana pode estar em risco, é bastante difícil olhar para os factos com calma e fazer juízos lógicos.[31]

O método científico é utilizado noutras disciplinas para resolver problemas que surgem no terreno e como base a partir da qual se formula a investigação que amplia os seus fundamentos. Uma vez que o objetivo da enfermagem é também alargar a sua base teórica para fundamentar a sua prática, é importante que este processo tenha uma base científica.[32]

A aplicação do processo tem duas partes.

- É um método que faz parte da natureza do enfermeiro, a fim de tomar decisões rápidas e adequadas e chegar a conclusões.
- Trata-se de um método científico de resolução de problemas, essencial em qualquer profissão.

O Processo de Cuidados de Enfermagem tem vindo a ser desenvolvido e aperfeiçoado ao longo do tempo e está atualmente dividido em três fases:

- Avaliação
- Intervenção
- Avaliação

Ao recolher os dados, as prioridades devem ser definidas tendo em conta os níveis da hierarquia das necessidades concebida por Kalish.[30-32]

Necessidades afectadas:

- ✓ Necessidade de segurança (proteção).
- ✓ Evitar a dor
- ✓ Auto-realização (preocupação)

Para o adequado acompanhamento e avaliação dos casos, foram realizadas as ações de enfermagem descritas a seguir. Foi seguido o caminho crítico do Processo de Assistência de Enfermagem (P.A.E.).[30, 31]

Etapas do método científico.	Acções de Enfermagem
AVALIAÇÃO	• Recolher dados subjectivos e objectivos. • Identificar e descrever a dor abdominal inferior. • Indicar o diagnóstico de enfermagem.
INTERVENÇÃO	• Definir expectativas • Cumprimento do tratamento médico e formulação do plano de cuidados (acções dependentes, independentes, interdependentes). • Controlar a eficácia do procedimento. Reavaliar o tratamento com o profissional quando as expectativas não forem atingidas. • Cumprir um novo tratamento e definir novas expectativas de enfermagem.
AVALIAÇÃO	• Refletir a evolução do doente tendo em conta as alterações ocorridas: Mantém a dor. Diminuição da dor. Eliminou a dor.

Nesta patologia, desenvolver-se-ia da seguinte forma:

De acordo com a Organização Mundial de Saúde (Bristol 1972), o nascimento pré-termo é qualquer nascimento que ocorra antes das 37 semanas de gestação (menos de 259 dias), a contar do primeiro dia do último período menstrual, sendo o limite inferior do nascimento pré-termo de 20 semanas de gestação, e qualquer nascimento que ocorra antes deste período é considerado inviável. Os recém-nascidos com peso inferior a 2500 gramas não estão incluídos nesta definição.[33]

Avaliação de enfermagem

Os nascimentos pré-termo ocorrem em 5-10% das gravidezes. O nascimento pré-termo é um problema importante, uma vez que está associado a mais de 75% da mortalidade perinatal, para além da elevada morbilidade e do prognóstico a longo prazo destes bebés. Os recém-nascidos com menos de 32 semanas têm maior probabilidade de desenvolver doenças neonatais e são responsáveis por 75% das mortes neonatais que não são causadas por malformações.[33]

Causas.

1. As causas do parto pré-termo não são conhecidas, mas existem várias circunstâncias relacionadas com elas. Foi dividido em 4 grupos que reúnem as principais condições maternas e fetais, são eles: [24, 33]

- ✓ Condições ou doenças associadas à mãe e/ou ao feto.
- ✓ Anomalias na implantação da placenta.
- ✓ Doença hipertensiva.
- ✓ Hematoma retroplacentário.
- ✓ Infecções cervicovaginais e do trato urinário.
- ✓ Hemorragia vaginal nas primeiras 12 semanas.
- ✓ Anemia
- ✓ Incompetência cervical.
- ✓ Anomalias uterinas.
- ✓ Polihidramas.
- ✓ Cardiopatias.
- ✓ Diabetes mellitus.
- ✓ Rutura prematura das membranas dos ovários.
- ✓ Nefropatias.
- ✓ Hepatite.
- ✓ Doenças da glândula tiroide.

2 - Sem causa evidente, cerca de 50% dos casos são de causa desconhecida, embora possam ser encontrados factores como os seguintes:

- ✓ Partos pré-termo espontâneos anteriores.
- ✓ Idade: mais comum em pessoas com menos de 20 e mais de 35 anos de idade.
- ✓ Más condições socioeconómicas.
- ✓ O baixo peso e o excesso de peso maternos.
- ✓ Baixa estatura (relacionada com a alimentação materna, durante a infância).
- ✓ Hábitos tabágicos (influencia principalmente o peso do recém-nascido)
- ✓ Períodos intergenéricos curtos (menos de 2 anos) ou longos (mais de 6 anos)
- ✓ Abortos espontâneos anteriores, principalmente no segundo trimestre.
- ✓ Abortos induzidos anteriores.
- ✓ Morte fetal.

Relacionadas com a gravidez múltipla: cerca de 10 % das gravidezes múltiplas terminam em parto pré-termo (antes das 34 semanas).

Induzido ou programado: quando a extração do feto é efectuada porque a vida da mãe, do feto ou de ambos está em perigo.

Entre os factores mais relevantes contam-se:

- ✓ Partos espontâneos pré-termo anteriores
- ✓ Primiparidade precoce
- ✓ Altura reduzida
- ✓ Más condições socioeconómicas

- ✓ Fumar
- ✓ Períodos intergenéricos curtos
- ✓ Abortos espontâneos anteriores, especialmente no segundo trimestre
- ✓ Abortos induzidos anteriores

A gravidez gemelar é responsável por mais de 10% dos nascimentos pré-termo. Quando alguma destas condições é identificada numa gravidez, esta é classificada como Gravidez de Alto Risco, necessitando de cuidados pré-natais mais intensivos, com o objetivo de diminuir as hipóteses de um parto pré-termo e prolongar a gravidez sem comprometer o bem-estar materno e fetal.

As medidas a tomar pelo pessoal de enfermagem incluem:

- ✓ Recrutamento precoce e acompanhamento adequado.
- ✓ Orientações sobre uma alimentação equilibrada desde o primeiro trimestre.
- ✓ O repouso orientado consiste na limitação total ou parcial das actividades físicas.
- ✓ Determinação do peso ideal.
- ✓ Abstinência sexual.
- ✓ Verificar o cumprimento do tratamento das infecções cérvico-vaginais.
- ✓ Em caso de incompetência do colo do útero, tratamento com cerclagem.
- ✓ Educação para a saúde sobre os sinais e sintomas do trabalho de parto, a ameaça e o alerta do trabalho de parto prematuro.
- ✓ Proibição de fumar.
- ✓ Preparação psicoprofilática para o parto.
- ✓ Internamento no domicílio ou em casa da mãe.

- ✓ Reavaliar o risco de parto pré-termo a partir das 28 semanas.
- ✓ Diagnóstico precoce de pré-eclâmpsia, gestação múltipla, hemorragia e alterações cervicais precoces.

Os sinais de aviso de ameaça de parto pré-termo também devem ser tidos em conta para um diagnóstico precoce:

- ✓ Alterações do padrão contrátil.
- ✓ Presença de alterações cervicais na ausência de contracções.
- ✓ Rutura prematura das membranas sem dinâmica uterina.
- ✓ Alterações do colo do útero e rutura prematura das membranas na presença de contracções uterinas.

O pessoal de enfermagem nesta fase deve:

- ✓ Recolha de dados objectivos e subjectivos.
- ✓ Indicar o Diagnóstico de Enfermagem.
- ✓ Definir expectativas.

Intervenção de enfermagem:

O pessoal de enfermagem deve considerar os diagnósticos de enfermagem propostos abaixo, de acordo com as necessidades ou problemas identificados.

Diagnóstico de Enfermagem, que deve ser considerado:

- ✓ Falta de conhecimento sobre o tratamento da sua doença, relacionada com a inexperiência com a doença.
- ✓ Ansiedade/medo relacionado com o desenvolvimento de possíveis complicações na gravidez.
- ✓ Risco de lesão materno-fetal, relacionado com a ameaça de parto pré-termo.

- ✓ Dor relacionada com os efeitos das contracções uterinas

As expectativas delineadas para estes diagnósticos seriam:

- ✓ Adquirir conhecimentos sobre a sua doença e indicar ao doente as medidas necessárias para o controlo da sua doença.
- ✓ Diminuir a preocupação e expressar mais segurança e confiança.
- ✓ Evitar o risco de lesões e controlar os sinais e sintomas de complicações.
- ✓ Desaparecimento da dor referida pelo doente.

O enfermeiro deve.

- ✓ Efetuar a formulação do plano de cuidados (cumprimento das acções de enfermagem, dependente, interdependente e independente).

Acções de enfermagem: dependentes, independentes e interdependentes:

Acções dependentes

- ✓ Admissão na enfermaria CMP quando há sinais de alerta de trabalho de parto pré-termo
- ✓ Avaliação do padrão contrátil (durante 1 hora) por protocolo médico
- ✓ Efetuar exames complementares (hemograma, sedimentação de eritrócitos, esfregaço vaginal com cultura e cultura de urina).
- ✓ Ultrassom
- ✓ Utilização de tocolíticos, para abrandar a atividade uterina precoce, respeitando os princípios da sua utilização
- ✓ Conformidade com as indicações médicas.
- ✓ Não esquecer as Regras de Ouro para a adesão à terapêutica medicamentosa.

Acções independentes.

A gestante deve ser orientada para:

- ✓ Conhecimento dos factores de risco que predispõem ao nascimento pré-termo e da forma de os reduzir tanto quanto possível.
- ✓ Fornecer informações sobre os sinais e sintomas da ameaça de parto pré-termo, para que este possa ser diagnosticado precocemente e para evitar complicações tanto para a mãe como para o bebé.
- ✓ Quando uma mulher grávida é diagnosticada com ameaça de parto pré-termo, a dinâmica uterina e o foco fetal devem ser monitorizados.
- ✓ Os sinais vitais devem ser medidos, tendo em conta que a frequência respiratória varia em função das caraterísticas do doente e do fármaco que está a ser administrado.
- ✓ Monitorizar as perdas vaginais e as suas caraterísticas.
- ✓ Monitorizar a dor, a frequência e a intensidade.
- ✓ Monitorizar a ocorrência de efeitos secundários dos medicamentos.
- ✓ Melhorar o estado nutricional do paciente, fornecendo-lhe uma dieta com os requisitos de: vitaminas, hidratos de carbono e proteínas de que necessita.
- ✓ Orientação na preparação para os diferentes testes de diagnóstico e exames complementares, como hemograma com diferencial, ecografia, exsudado vaginal com cultura, culturas de urina, sedimentação de eritrócitos, proteína c-reactiva, perfil de sépsis, entre outros.
- ✓ Informar a mulher grávida e os seus familiares sobre a sua evolução.
- ✓ Fornecer orientações em matéria de educação para a saúde sobre:

- Demonstrar a técnica correta de manipulação de pensos.
- Colocar o penso desde a vulva até ao ânus, certificando-se de que não se move, para evitar o transporte de microrganismos do ânus para a vagina.
- Explicar a importância do repouso na posição de decúbito lateral esquerdo.
- Demonstrar um correto asseio vulvar.
- Utilizar preservativos nas relações sexuais durante a gravidez.
- Explicar a importância da higiene pessoal durante a gravidez e o período pós-parto.
- Informar os parceiros sexuais sobre a importância da adesão ao tratamento e da utilização do preservativo.

Acções interdependentes:

- ✓ Controlo da eficácia do protocolo aplicado.
- ✓ Pedir feedback sobre os resultados às pessoas envolvidas no estudo.
- ✓ Reavaliar com o profissional um novo tratamento ou comportamento quando a dor persistir.

Avaliação:

O enfermeiro deve:

- ✓ Avaliar a eficácia do tratamento.
- ✓ Avaliar a reação do doente.
- ✓ Dar um carácter definitivo ao diagnóstico de enfermagem quando o método é eficaz e as necessidades são satisfeitas.

Na avaliação do PAA, os resultados esperados, uma vez prestados os cuidados de enfermagem, são os seguintes

- ✓ A doente deve estar consciente dos sintomas de ameaça de parto pré-termo e comunicá-los atempadamente.
- ✓ Realizar repouso orientado, diminuindo o medo e a ansiedade, pois conhece a sua evolução e os benefícios do repouso e do tratamento, da medicação e colabora com os cuidados médicos e de enfermagem.
- ✓ Ter um recém-nascido saudável, a termo ou próximo do termo e sem complicações.
- ✓ Medidas de carácter geral.
- ✓ Efetuar PCE em todas as pacientes com ameaça de parto pré-termo.
- ✓ Efetuar observação de enfermagem de 4 em 4 horas.
- ✓ Fazer anotações sobre o progresso sempre que necessário.
- ✓ Manter o protocolo de cuidados de enfermagem.

PROTOCOLO DE CUIDADOS DE ENFERMAGEM EM CASO DE AMEAÇA DE PARTO PRÉ-TERMO

Fecha._______Turno.________Edad gestacional._________Peso.______

	Horários:												
Parâmetros													
Frequência cardíaca fetal													
Dinâmica uterina													
Frequência respiratória													
Reflexos osteotendinosos, se estiver a utilizar So4 mg													
Expansão volumétrica (medicação e duração)													
Maturação pulmonar (medicação e duração)													
Tocolítico (medicação e duração)													
Fugas vaginais													
Diurese													
Outros													
Assinatura do enfermeiro													

Primeiro e último nome: ________________Cama:____________________

Sala: ______________Doctor do serviço: ______________________

Parâmetros a avaliar pelo pessoal de enfermagem

- ✓ Frequência cardíaca fetal, a ser registada de 30 em 30 minutos durante o tratamento de tocólise.

Valores normais entre 110 e 150 batimentos por minuto 120 e 160 batimentos por minuto

- ✓ Dinâmica uterina, a tomar de 30 em 30 minutos, enquanto durar o tratamento tocolítico de ataque.

Padrão contrátil, a avaliar durante uma hora

Idade gestacional (semanas)	26	27	28	29	30	31	32	33	34	35	36
N.º de contracções por hora	1	3	5	7	8	8	8	8	9	9	9

- ✓ Frequência respiratória, a medir de 1 em 1 hora (durante a administração de Sulfato de Magnésio).
- ✓ Observar os reflexos osteotendinosos, de 1 em 1 hora (durante a administração de Sulfato de Magnésio).

No caso do sulfato de magnésio, administrar 4 a 6 gramas por via intravenosa em 100 ml de solução salina fisiológica a 0,9% durante 30 minutos e continuar com 2 gramas até a dinâmica uterina estar controlada. Não administrar o medicamento durante mais de 24 horas (de acordo com o protocolo médico).

Controlo:

- ✓ Diurese horária (menos de 30 ml por hora).
- ✓ Presença de reflexos osteotendinosos.

✓ Frequência respiratória (mais de 14 por minuto).

O enfermeiro avalia os reflexos osteotendinosos da seguinte forma.

1.- Reflexo orbicular do olho. Superciliar e nasopalpebral:

A percussão da arcada superciliar e da raiz do nariz, com as pálpebras fechadas, produz a contração do orbicularis oculi e, portanto, a oclusão palpebral bilateral (mesmo que se percuta apenas um lado). Recomenda-se a sua realização com os olhos fechados para que o paciente não veja o martelo percussor, evitando que a contração ocorra como um reflexo de ameaça e não devido à percussão.

2 - Reflexo maseterino:

Pode chamar-se mandibular (intervém nos músculos masseter e temporal), o doente permanece com a boca entreaberta e, nesta posição, o martelo é batido diretamente no queixo, ou o dedo indicador da mão esquerda é colocado transversalmente sob o lábio inferior, apoiado firmemente contra a mandíbula, e batido sobre esta. Em alternativa, pode ser introduzido um abaixador de língua na boca, encostado à arcada dentária inferior, e bater-lhe. A resposta é a elevação da mandíbula.

3.-Reflexo bicipital:

Manter o antebraço do doente em semi-flexão e semi-supinação, apoiado no antebraço do doente suportado pelo cotovelo, ou apoiado nas coxas, se o doente estiver sentado, ou no tronco, se o doente estiver deitado. O explorador apoia o polegar da mão livre no tendão do bicípite do doente, na fossa ante ulnar, e bate na unha do polegar, ou nela, com a parte mais fina do martelo; se o martelo tiver uma forma triangular, obtém-se a flexão do antebraço sobre o braço.

4.-Reflexo tricipital e olecraniano:

Agarra-se o antebraço da doente no cotovelo com uma mão e segura-se sobre o antebraço, atravessando o tórax, colocado em ângulo reto com o braço, e bate-se no tendão do tríceps (tendo o cuidado de não atingir o olécrano), de preferência com o lado mais largo do martelo. A resposta é a extensão do antebraço sobre o braço (reflexo tricipital). Em alternativa, o antebraço pode ser pendurado ao lado do corpo, apoiando o braço, em abdução de 90 graus.

5.- Reflexo supinador longo ou braquiorradial:

O membro superior é colocado com o antebraço em semi-flexão, com o braço apoiado no bordo ulnar do antebraço, na palma da mão do explorador ou nas pernas do indivíduo. O processo estiloide do rádio, através do qual passa o tendão supinador longo, é então atingido. A resposta principal é a flexão do antebraço; a resposta acessória é uma ligeira supinação e flexão dos dedos.

6. Reflexo pronador ulnar:

Com o membro superior na mesma posição que para o reflexo supinador longo, o médico bate ligeiramente no processo estiloide do cúbito, tangencialmente para cima e para baixo; a resposta é a pronação. Este reflexo é quase sempre fraco e apenas a sua abolição unilateral tem valor, ou quando se torna muito evidente nos casos de hiperreflexia.

7.-Reflexão dos flexores dos dedos:

O antebraço em semi-flexão e supinação com as últimas falanges dos dedos em ligeira flexão (polegar em extensão). Há duas formas de proceder: o examinador percute os tendões flexores do doente no canal cárpico ou acima; por outro lado, coloca os dedos médio e indicador na superfície palmar das últimas falanges dos três ou quatro últimos dedos do doente e percute-os. A resposta é a flexão dos últimos quatro dedos, por vezes incluindo a flexão do polegar.

8.-Reflexo púbico médio:

O doente deve ser colocado em decúbito dorsal com as coxas afastadas e as pernas ligeiramente flectidas. A sínfise púbica é então percutida. A resposta é dupla: uma superior, que consiste na contração dos músculos abdominais, e uma inferior, que é a aproximação de ambas as coxas, pela contração dos adutores de ambos os membros.

9.- Reflexo patelar ou patelar. Reflexo do quadríceps:

A técnica pode ser.

1) Paciente sentado numa cadeira ou na borda da cama com os pés pendentes, o tendão patelar é tocado diretamente no tendão patelar. A resposta é a extensão da perna.

2. Paciente na cama, os membros inferiores são ligeiramente elevados com uma mão colocada sob o osso poplíteo, conseguindo-se assim uma discreta flexão da perna sobre a coxa, deixando o joelho elevado. Produz-se o tendão patelar ou o tendão do quadríceps.

10.-Reflejo Aquileo:

A digitalização pode ser efectuada de três formas diferentes:

a) Doente sentado: membros pendentes sobre a borda da cama, maca ou cadeira; o pé é levantado ligeiramente com uma mão e o tendão de Aquiles é percutido com a outra, tendo o cuidado de não percutir o calcâneo.

(b) Doente ajoelhado, na maca ou na cadeira, com os pés fora da borda: a planta do pé é levada ligeiramente para a frente e bate-se no tendão de Aquiles ou no tendão calcâneo.

(c) Paciente deitado: o pé do membro inferior a explorar é colocado passivamente sobre o pé oposto em semi-flexão e abdução, apoiado no maléolo externo; a planta do pé é agarrada com uma mão e levada em ligeira flexão, batendo-se no tendão. A resposta é a extensão do pé.

Indicações do Sulfato de Magnésio:

- ✓ Pré-eclâmpsia.
- ✓ Diabetes Mellitus.
- ✓ Hipertiroidismo

Contra-indicações:

- ✓ Absoluto: Miastenia Gravis
- ✓ Relacionado: Função renal comprometida
  - História de isquémia cardíaca
  - Utilização de antagonistas do cálcio
- ✓ A expansão volumétrica e a hidratação podem teoricamente reduzir a contratilidade uterina através do aumento do fluxo sanguíneo uterino e da diminuição da secreção hipofisária da hormona anti-tiroideia e da oxitocina.
  - Solução electrolítica: 500 ml (120 e 160 mililitros / hora: 40 a 60 gotas por minuto).

Se a dinâmica persistir após uma hora, o tratamento com tocolítico deve ser mudado para uma terapia tocolítica.

- ✓ Maturação pulmonar: utilização
    - Betametasona, 12 mg a repetir em 24 horas até 24 mg (dose total).
    - Desametasona, 5 mg por via intramuscular ou intravenosa de 12 em 12 horas (4 doses).

Qualquer mulher grávida entre as 28 e as 34 semanas com risco de parto pré-termo deve ser considerada candidata a um único tratamento com corticosteróides.

Contra-indicações para os glucocorticóides:

- ✓ Doenças virais
- ✓ Tuberculose
- ✓ Febre de etiologia não especificada
- ✓ Úlcera péptica
- ✓ Diabetes Mellitus descompensada
- ✓ Hipertiroidismo

Tocolíticos

Nifedipidima (10 mg), administrar 30 mg por via oral de início ou 10 mg de 20 em 20 minutos até serem administrados 30 mg; se a dinâmica parar, administrar 10-20 mg por via oral de 8 em 8 horas durante 72 horas.

Contra-indicações:

- ✓ Bloqueio aurículo-ventricular
- ✓ Hipotensão materna

Se a tocolise não for alcançada com a dose inicial de Nifedipidime, administrar.

B adrenérgicos:

Fenoterol (ampola de 0,5 mg): Dextrose 5% 500ml com 2 ampolas de fenoterol (2ug/ml). Iniciar com uma dose de 1ug/ml, (10 gotas/minuto). Se após 20 minutos a inibição do útero não tiver sido alcançada e a frequência cardíaca materna não exceder 120 batimentos por minuto, aumentar a dose para 2mcg/ min (20 gotas por minuto, esperar mais 20 minutos).

Contra-indicações.

- ✓ Patologias cardíacas assintomáticas.
- ✓ Perturbações da condução do ritmo cardíaco.
- ✓ Hipertiroidismo.
- ✓ Doença.
- ✓ Diabetes.
- ✓ Coriamnionite.
- ✓ Pré-eclampsia - Eclampsia.
- ✓ Hipotensão materna.

Medida:

- ✓ Frequência respiratória.
- ✓ Pulso.

  - Fuga vaginal, colocar um penso vulvar esterilizado e mudá-lo de três em três horas (sempre que necessário), observando as caraterísticas da fuga (cor, odor e quantidade).
  - Hemorragia vaginal
  - Tampão mucoso
  - Leucorreia
  - Fuga de líquido amniótico

- ✓ Diurese, a ser medida espontaneamente de uma em uma hora durante a administração de Sulfato de Magnésio.

Técnicas e procedimentos

Recolha de informações:

Para a realização desta investigação, foi previamente explicada aos responsáveis do serviço de Cuidados Materno-Perinatais, com a aprovação da vice-diretora de enfermagem, do Conselho Científico e da Comissão de Ética Médica do Hospital Materno Norte "Tamara Bunke Bider" de Santiago de Cuba.

Realizou-se uma extensa revisão bibliográfica sobre o tema, coordenada conjuntamente com especialistas na matéria do Centro Provincial de Ciências Médicas, utilizando os sistemas informáticos MEDLINE e LILACS, a bibliografia eletrónica INFOMED e a Internet, actualizada sobre o tema, e revimos os trabalhos dos licenciados em residência de obstetrícia na biblioteca do Centro de Informação. Aplicou-se a técnica de revisão documental, a partir da qual se elaborou o formulário, coletaram-se os dados iniciais e obtiveram-se os resultados finais.

Também analisámos dados estatísticos do Hospital Ginecobstétrico Docente "Tamara Bunke Bider" e várias publicações sobre o tema, dentro e fora do país, incluindo a nossa.

A literatura analisada será classificada em dois tipos:

- ✓ Verificação indireta (livros, manuais, normas, periódicos de revisão, monografias).
- ✓ Verificação direta (artigos originais).

A bibliografia foi limitada de acordo com as normas da Convenção de Vancouver.

Tratamento e análise da informação

Uma vez obtida a informação primária, esta foi processada de forma automatizada no sistema S.P.S.S. 11.5, instalado num microcomputador Pentium IV Celeron, com este sistema foi efectuado o cálculo dos diferentes parâmetros, cuja análise foi realizada através da opção deste pacote estatístico. Para a elaboração e apresentação do relatório final foi utilizado o pacote estatístico SPSS versão 11.5.

Discussão e síntese

Para atingir os objectivos propostos, a informação obtida foi expressa em quadros estatísticos e, através da análise indutiva e dedutiva dos resultados, foram destacados os principais aspectos de interesse, que foram comentados em função do que estava publicado na bibliografia nacional e estrangeira disponível, o que permitiu chegar a conclusões e emitir recomendações a este respeito.

ANÁLISE E DISCUSSÃO DOS RESULTADOS

Tabela Nº I. Distribuição dos pacientes de acordo com a faixa etária e a paridade

	Grupo etário							
Paridade	**19 anos e menos**		**20 - 34 anos de idade**		**35 anos ou mais**		**TOTAL**	
	Nº	%	Nº	%	Nº.	%	Nº.	%
Primíparas	16	7.61	*66*	31.4	54	25.7	136	65
Multíparas	11	5.2	32	15.2	31	14.7	74	35
Total	27	13	98	47	57	40	210	100

Fonte: Inquérito

Embora o parto seja considerado um processo normal, ocorrem várias adaptações durante a gravidez que tornam difícil determinar os limites entre saúde e doença. O bem-estar da mãe e do feto é melhorado quando o estado materno é saudável antes da conceção e é monitorizado nas fases iniciais e ao longo da gravidez.

A idade das pacientes revela uma maior frequência de bebés com baixo peso à nascença no período de maior capacidade reprodutiva. [34]Cerca de 515.000 mulheres em idade fértil têm bebés com baixo peso à nascença todos os anos, principalmente nos países em desenvolvimento.

Em nosso estudo verificou-se que o maior número de pacientes estava em idade reprodutiva, entre 20 e 34 anos (98 para 47%), fato que coincide com outros autores. Das 210 pacientes atendidas, 136, ou seja, 65%, eram primíparas.

Vários autores têm demonstrado uma relação marcada entre a idade materna e a incidência de parto pré-termo; Donnelly encontrou, num estudo realizado entre 1954 e 1961, uma maior incidência de parto pré-termo em mulheres com idade inferior a 20 anos e superior a 30 anos, citando que Israel observou que as taxas de parto pré-termo aumentam em mulheres muito jovens, especialmente com idade inferior a 17 anos. A causa que desencadeia o trabalho de parto pré-termo nestas mulheres pode estar relacionada com o facto de estarem na sua primeira gravidez, ou com o desenvolvimento inadequado do útero. Reynolds refere que, nestas mulheres, o trabalho de parto pré-termo pode dever-se a uma falha do útero em passar de uma forma esférica para uma forma elíptica, o que leva a perturbações na circulação feto-placentária, podendo estar mais relacionado com a idade do que com alterações físicas.[35]

Não se sabe ao certo porque é que as mulheres com menos de 20 anos de idade têm uma taxa mais elevada de parto pré-termo. Tal pode dever-se a um desenvolvimento uterino insuficiente, uma vez que a incidência de parto pré-termo diminui com o aumento da idade em gravidezes sucessivas.

Tabela Nº II. Distribuição dos pacientes de acordo com o estado civil e ocupação

	Estado civil					
	Individual		**Casado**		**Total**	
Ocupação	**Não.**	%	Não.	%	Não.	%
Dona de casa	61	30	42	20	103	50
Trabalhador	24	11	17	8	41	19
Estudante	34	16	32	15	66	31
Total	**119**	57	91	43	210	100

Fonte: Inquérito

As observações de vários estudos sugerem que o baixo estatuto sociocultural, a baixa escolaridade dos pais e a maior incidência de instabilidade familiar com múltiplos prestadores de cuidados são factores associados que são mais influentes do que a idade específica da mãe. As mudanças no percurso de vida materno (deixar a assistência social e entrar num casamento estável) influenciam significativamente o desenvolvimento do recém-nascido.[36]

O baixo estatuto socioeconómico e o baixo estado nutricional, representado pelo baixo peso antes da gravidez e pelo ganho de peso insuficiente durante a gestação, são factores de risco tanto para o nascimento pré-termo como para o atraso de crescimento intrauterino.[36]

No nosso estudo verificou-se que a maior percentagem de pacientes eram donas de casa, 103 para 50%, 61 delas eram solteiras para 30% e apenas 42 delas eram casadas, é de salientar que das 210, 119 pacientes eram solteiras, facto que as leva a apresentar factores socioeconómicos que favorecem o baixo peso à nascença.

Tabela № III. Distribuição dos pacientes de acordo com a idade gestacional e o peso do recém-nascido

	Peso do recém-nascido					
Idade gestacional	**< 2500 gr.**		**>2500gr**		**Total**	
	№	%	**№**	%	**№**	%
Entre 27-34 semanas	21	13,5	4	2,5	25	16
Entre 34,1-36,6 semanas	103	66,5	27	17,4	130	84
Total	124	80	31	20	**155**	**100**

Fonte: Inquérito

A prematuridade continua a ser a causa mais frequente de morte neonatal, existindo factores predisponentes para o nascimento pré-termo, tais como: história e antecedentes pessoais, complicações concomitantes da gravidez, complicações obstétricas, trato genital e outros.[36] A infeção amniótica aparece como um fator que piora o prognóstico do nascimento pré-termo.[37] As condições inferiores em que o bebé pré-termo se encontra no meio ambiente exigem um tratamento especial para garantir a sua sobrevivência, uma vez que a prematuridade é possivelmente uma das causas mais frequentes de mortalidade infantil e é diretamente proporcional ao grau de imaturidade do neonato. A mortalidade é altamente dependente do peso ao nascer e das semanas de gestação.[37]

De acordo com Aguilar, o peso subnormal no momento da conceção ou durante a gravidez, bem como o excesso de peso da mulher grávida antes da gravidez ou o ganho de peso exagerado durante a gravidez, parecem predispor ao parto de crianças com peso inferior ao normal, bem como a complicações maternas; embora o peso à nascença pareça, em geral, estar mais estreitamente relacionado com o peso materno no momento da conceção do que com o aumento de peso materno durante a gravidez, um estado nutricional satisfatório no início da gravidez não protege claramente contra a influência adversa de um aumento de peso inadequado durante o período pré-natal subsequente.[37]

A tabela 3 mostra que, das 210 pacientes, apenas 155 tiveram parto antes de 36,6 semanas de gestação, as demais conseguiram chegar a termo, ou seja, 55 pacientes para 26%. Apenas 27 destas doentes tiveram um parto com peso superior a 2500 gramas, ou seja, 17,4%, e 103 destas doentes tiveram um parto com peso inferior a 2500 gramas, ou seja, 66,5%, ambos os grupos entre as 34,1 e as 36,6 semanas de gestação.

O tamanho da criança à nascença depende de uma série de factores que afectam o ambiente materno e fetal.[37] A relação entre o baixo peso à nascença e a morbilidade e mortalidade perinatais é conhecida desde há muito. No entanto, só recentemente foram estabelecidas as diferentes implicações do peso à nascença em relação à idade gestacional. Os bebés com baixo peso à nascença têm um tamanho adequado à sua idade gestacional, mas são imaturos porque nascem antes de a gravidez atingir o termo.

Nos últimos anos, tornou-se evidente nos serviços de pré-termo que o problema dos bebés pré-termo só pode ser resolvido quantitativamente dentro de limites muito estreitos. Por conseguinte, o obstetra deve antecipar e reconhecer as condições pré-natais que frequentemente influenciam tanto o início do parto pré-termo como a sobrevivência e o desenvolvimento dos recém-nascidos. É de salientar que as complicações mais frequentes do recém-nascido encontradas no nosso estudo foram o síndroma de dificuldade respiratória devido a dificuldades respiratórias e a doença da membrana hialina devido a uma infeção precoce e presumível.

Tabela № IV. Distribuição dos pacientes por administração de tocolíticos

Tocolíticos	№.	%
Nifedipidimo	208	99
Sulfato de magnésio	7	3.3
Fenoterol	5	2.3
Total	210	100

Fonte: Inquérito

Uma revisão da literatura sugere que a tocólise beta-adrenérgica é eficaz na paragem do trabalho de parto pré-termo por um período de 24-48 horas. 24 Nenhum estudo demonstrou um efeito benéfico significativo na morbidade e mortalidade pré-natal, no prolongamento da gravidez ou no peso ao nascer.

A terapia sustentada com estes fármacos leva a uma resistência do efeito tocolítico. A administração de beta-adrenérgicos deve ser limitada a um período de 24-48 horas, com o objetivo de administrar corticosteróides antes das 35 semanas de gestação.

Princípios a observar na sua utilização:

- ✓ Os tocolíticos não devem provocar efeitos secundários graves.
- ✓ Parar o trabalho de parto durante o tempo suficiente para utilizar glucocorticóides.

Os agentes farmacológicos utilizados para inibir as contracções actuam:

- ✓ Afetar a concentração de cálcio intracelular no miométrio.
- ✓ Favorecer a eliminação do cálcio da célula.
- ✓ Cálcio despolarizante (sulfato de magnésio).
- ✓ Bloqueia a entrada de cálcio nas células, limitando a disponibilidade de Ca++ livre para as proteínas contrácteis das células musculares lisas.
- ✓ Inibição da síntese de prostaglandinas.
- ✓ Beta-agonistas, que se combinam com os receptores da membrana celular e activam a adenilil ciclase. A acumulação de AMP no interior das células impede a fosforilação da cadeia leve cinase da miosina, o que resulta na prevenção da interação da actina com a miosina.

A tabela 4 mostra que dos 210 doentes tratados com tocolíticos com uma eficácia de 96,2%, o mais utilizado foi a Nifedipidima em 208 casos com 99%, seguido do Sulfato de Magnésio em 7 casos com 3,3% e depois o Fenoterol em 5 casos com 2,3%. É de salientar que apenas em 13 casos houve reação adversa à Nifedipidima para 65%, os principais sintomas foram cefaleias, rubor facial e hipotensão arterial, apenas 1 doente teve reação ao sulfato de magnésio, o que representou 0,5% e não houve qualquer reação com a administração de fenoterol.

Tabela Nº V. Distribuição dos pacientes de acordo com as doenças associadas

Doenças associadas	Não.	%
Anemia	196	93
Infecções cérvico-vaginais	181	86
Rutura prematura das membranas	58	28
Doenças hipertensivas	51	24
Infecções do trato urinário	29	14
Placenta Previa	23	11
Coriamnionite	4	1,9
Incompetência cervical	3	1,4
Hematoma retroplacentário	2	0,9
Outros	5	2.4

Fonte: Inquérito

A profilaxia do trabalho de parto pré-termo não é fácil, dado o desconhecimento de muitos dos factores que estão relacionados com o mesmo, bem como das causas que o desencadeiam. No entanto, a profilaxia do trabalho de parto pré-termo é uma necessidade, não só devido à elevada mortalidade encontrada no trabalho de parto pré-termo, mas também devido às sequelas a longo prazo encontradas nos estudos de seguimento do trabalho de parto pré-termo.

As complicações maternas durante a gravidez diminuíram drasticamente nos últimos anos. Melhores cuidados pré-natais promovem o crescimento e o desenvolvimento normais da criança, especialmente quando a mãe é saudável ou quando as deficiências maternas são eliminadas, corrigindo as que podem ser tratadas.

No nosso estudo verificámos que das 210 doentes estudadas, 196 tinham anemia (93%), 86% tinham uma infeção vaginal e 58 destas doentes estavam associadas a rutura prematura das membranas ovulares (28%). [38]Ratten e Beischer, na Austrália, observaram que a incidência de nascimentos antes das 37 semanas era maior em grávidas com hemoglobina inferior a 9,2 g/L.

Segundo Dana, do Laying-in Hospital de Nova Iorque, o trabalho de parto pré-termo manifesta-se habitualmente pela rotura das membranas antes do seu início, encontrando uma incidência de 20,2% de rotura prematura de membranas e trabalho de parto pré-termo, e considera que não é possível dizer com certeza se nestes casos as forças envolvidas no trabalho de parto, como o aumento da contratilidade uterina com o apagamento do colo do útero, estão em ação de modo a que a RPM seja uma consequência destes fenómenos ou se é um fator causal primário.[38]

Gunn, numa revisão sobre a rotura prematura de membranas, encontra na literatura uma frequência de 9% a 40% associada ao parto pré-termo[38]; Oliva, num estudo de 500 partos pré-termo em 1969 no Hospital "Eusebio Hernández", encontra a RPM associada ao parto pré-termo em 21,6%. [39]

Lundy, no seu estudo, salienta que os números relativos ao parto pré-termo atingem 13% a 16%, o que se deve principalmente à PROM.[38]

Baird verificou que os nascimentos pré-termo ocorrem mais frequentemente entre as mulheres de baixo estatuto socioeconómico e que estas mulheres têm geralmente uma estatura mais baixa, postulando que a nutrição inadequada repetida em gerações sucessivas pode ser um fator influente. No entanto, Thompson, revendo os dados de Aberdeen, constata que, destes bebés com baixo peso à nascença, alguns tinham uma idade gestacional superior a 37 semanas, sugerindo que tanto os factores genéticos como os nutricionais estão relacionados, o que é apoiado por estudos realizados em vários grupos étnicos nos respectivos países e nesses mesmos grupos étnicos nos países para onde emigraram.[38]

De referir ainda que apenas 17 tinham história de partos pré-termo espontâneos anteriores (8%), a grande maioria tinha hábitos tóxicos (181, 86%) e também condições sócio-económicas regulares (161, 77%). O consumo de cigarros em mulheres grávidas tem sido estudado em relação aos partos pré-termo; a sua ação tem sido claramente demonstrada em termos de distrofia pré-natal, embora não tenha sido demonstrada a sua relação com os partos pré-termo, ou seja, é apenas como consequência da definição do peso que está relacionado com os partos pré-termo.

Nos últimos anos, uma investigação cuidadosa demonstrou que os factores etiológicos que precedem a gravidez são de grande importância. Podem agir por si só ou intervir na presença ou na eficácia de factores que ocorrem durante a gravidez, todos eles relacionados com o estatuto socioeconómico da mulher grávida. Cosgrove observa que os nascimentos pré-termo são mais frequentes em mulheres com baixo nível socioeconómico, onde as condições de higiene, alimentação e cultura estão frequentemente abaixo dos padrões normais.[40]

Nos últimos anos, uma investigação cuidadosa demonstrou que os factores etiológicos que precedem a gravidez são de grande importância. Podem agir por si só ou intervir na presença ou na eficácia de factores que ocorrem durante a gravidez, todos eles relacionados com o estatuto socioeconómico da mulher grávida.

Cosgrove observa que os nascimentos pré-termo são mais comuns em mulheres com baixo estatuto socioeconómico, onde as condições de higiene, alimentação e cultura estão frequentemente abaixo dos padrões normais.[40]

Os esforços para prevenir o nascimento pré-termo visam antecipar ou detetar os factores de risco e tratá-los de forma adequada. As intervenções para prevenir o início do trabalho de parto em mulheres de risco não são eficazes na maioria das vezes. Os bons conselhos dietéticos e o incentivo à redução e eliminação do tabagismo são intervenções adequadas para as mulheres grávidas em geral, mas podem ser particularmente úteis para as mulheres em risco de parto pré-termo.

Alguns investigadores suspeitam que a infeção bacteriana do trato genital inferior contribui para o aparecimento deste problema, pelo que a prevenção da infeção pode ser útil para o evitar. Também se sugere que evitar relações sexuais pode ser uma medida preventiva, tanto para reduzir o risco de infeção como porque as prostaglandinas no líquido seminal estimulam as contracções uterinas.[41]

Tabela Nº VI. Distribuição dos pacientes de acordo com a implementação do PAA e avaliação das acções independentes.

Aplicação do	SIM		NÃO	
PAA	**Nº**	%	**Nº**	%
SIM	1	0,5	141	67
NÃO	209	99.5	69	33
Total	210	100	124	100

Fonte: Registos médicos

Ao analisarmos a tabela seis quanto à aplicação do PAE e avaliação das ações de enfermagem, pudemos constatar que o Método Cubano de Registro Clínico do Processo de Cuidar em Enfermagem não foi aplicado às gestantes portadoras desta patologia nos serviços de Atenção Materno Perinatal, com a aplicação de suas três etapas.Isto representou 0,5% dos casos estudados; no entanto, apenas foi realizado um plano de acções autónomo com o objetivo de satisfazer as necessidades da paciente em termos de aconselhamento, apoio psicológico e avaliação, o que só é conseguido com a implementação do PAE.

A qualidade dos serviços de enfermagem depende de muitos factores e está discretamente ligada à competência e ao desempenho da equipa de saúde que presta os cuidados e aos resultados alcançados pela equipa na melhoria do estado de saúde da população. A prestação de cuidados seguros é um modo de atuação profissional, um elemento essencial da cultura de qualidade que está incorporada nos serviços de saúde. A segurança dos doentes implica responsabilidade legal e moral na prática, o exercício competente e seguro da profissão (sem negligência nem má prática), bem como a autodeterminação e a autorregulação.[13]

Isto implica uma avaliação adequada das pessoas que pretendem exercer a profissão e, para tal, devem ser selecionados os candidatos certos, uma vez que não se pode permitir que uma atividade, que visa alcançar um estatuto profissional, seja considerada como um refúgio para aqueles que não têm vocação, competências e aptidões. O rápido desenvolvimento do sistema de saúde exige recursos humanos cada vez melhores, preparados técnica, profissional e humanamente para enfrentar os desafios do desenvolvimento científico e técnico.[13]

O papel dos enfermeiros nestes serviços é de importância vital, uma vez que a sua dedicação, devoção e elevado sentido de humanismo contribuem diretamente para a recuperação dos doentes que recebem tratamento de emergência.

A confiança e o afeto que a população sente pelos enfermeiros são o resultado da sua dedicação, do seu elevado nível técnico-científico e da sua grande sensibilidade humana, estímulos conseguidos pelos resultados do seu trabalho diário e pelo desejo de melhorar a sua preparação individual.

CONCLUSÕES

São múltiplos os factores que influenciam o aparecimento da ameaça de parto pré-termo, facto que afecta os resultados do programa de cuidados maternos e infantis. As intervenções de enfermagem baseadas no método científico contribuirão para melhorar as condições do parto, resultando num recém-nascido saudável, sem complicações e com bom peso à nascença.

RECOMENDAÇÕES

- ✓ Generalizar a proposta de aplicação do protocolo de cuidados na ameaça de parto pré-termo pelo pessoal de enfermagem como instrumento de trabalho nos cuidados de saúde secundários, especialmente nos hospitais de ginecobstetrícia.
- ✓ Avaliar a qualidade dos cuidados de enfermagem em pacientes com ameaça de parto pré-termo, após a aplicação do instrumento proposto.

REFERÊNCIAS BIBLIOGRÁFICAS

1. Villar J, Ezcurra EJ, Gurtner de la Fuente V, Campodónico L. Pre-term delivery syndrome: the unmet need. Research & Clinical Forums 2004; 16: 9-33.

2. Keirse MJNC. Novas perspectivas para o tratamento eficaz do trabalho de parto pré-termo. Am J Obstet Gynecol 2005;página 173

3. Rogowski JA. The economics of preterm delivery (A economia do parto prematuro). Prenat Neonat Med 2008;página 16-20.

4. Colégio Americano de Obstetras e Ginecologistas. Management of preterm labour. Washington. WASHINGTON, DC. American College of obstetrician and gynecologist. 2003.

5. Bettegowda, V.R., et al. The Relationship Between Cesarean Delivery and Gestational Age Among U.S. Singleton Births. Clinics in Perinatology, Volume 35, 2008, pp. 309-323.

6. Anuário Estatístico da Saúde. Direção Nacional de Registos Médicos e Estatísticas de Saúde. 2007.

7. Ministério da Saúde Pública. Programa de Redução da Mortalidade Infantil. Havana. ECIMED; 2000, p. 36.

8. Savitz D, Blackmore C, Thorp J. Epidemiologic characteristics of preterm delivery etiologic heterogeneity. Am J Obstet Gynecol. 2007; 164: 467-471.

9. Direção Nacional de Educação Médica. Material de apoio aos programas de Enfermagem Obstétrica. Volume II. Editorial Pueblo y Educación. La Habana 1986. 248 - 51.

10. Segurança dos doentes. A enfermeira é importante. Comunicado de imprensa de 29 de abril de 2002 [citado: 12 de janeiro de 2006]. Disponível em: http://www.icn.ch/matters_ptsafetysp.htm

11. A enfermagem no controlo de qualidade. ACAMI. 2005 [citado: 5 de fevereiro de 2006]. Disponível em: http://www.acami.org.ar/revista/calidad.htm

12. Ortega C, Suárez M. Manual de evaluación del servicio de calidad en enfermería. Estratégias para sua aplicação. México, DF: Editorial Médica Panamericana; 2006.

13. . Benavent MA, et al. Fundamentos de enfermagem. Espanha: DAE. Grupo Paradigma. Enfermagem 21; 2000 [citado: 27 de janeiro de 2006]. Disponível em: https://www.enfermeria21.com

14. Gilles DA. Gestão de enfermagem. Uma abordagem sistémica. Barcelona: Mason-Salvat; 2004.

15. . Iyer P. Processo de enfermagem e diagnósticos de enfermagem. Madrid: Harcourt; 1997.

16. Registo de Estatísticas de Saúde Pública. Hospital Materno Norte. 2010.

17. Martin, J.A. et al. Births: Final Data for 2006 [Nascimentos: dados finais de 2006]. National Vital Statistics Reports, volume 57, número 7, 7 de janeiro de 2008.

18. Calderón G, Vega M. et al. Maternal risk factors associated with preterm birth. Rev. Med. IMSS. 2005, p 43.

19. Colégio Americano de Obstetras e Ginecologistas (ACOG). Cesarean Delivery on Maternal Request (Parto por cesariana a pedido da mãe). Parecer do Comité do ACOG, Edição 394, dezembro de 2007.

20. Diretrizes para a prática clínica. Diagnóstico e tratamento do partoretérmino. Colégio Mexicano de Especialistas em Ginecologia e Obstetrícia. 2008. p. 129-149.

21. Engle, W.A. e Comité do Feto e do Recém-Nascido. Surfactant-Replacement Therapy for Respiratory Distress in the Preterm and Term Neonate (Terapia de substituição de surfactante para dificuldade respiratória em recém-nascidos prematuros e a termo). Pediatrics, volume 121, número 2, fevereiro de 2008, pp. 419-428.

22. diretrizes para o tratamento de doentes com ameaça de parto pré-termo. 2007. Companhia Sul-Americana de Serviços de Saúde.

23. Direção Nacional de Educação Médica. Material de apoio aos programas de Enfermagem Obstétrica. Volume II. Editorial Pueblo y Educación. La Habana 1986. 248 - 51.

24. coletivo de autores. Manual de diagnósticos y tratamiento de Obstetricia y Perinatología. Havana: Editorial Ciencias Médicas; 2005: 1 - 365.

25. Consenso Nacional de Perinatologia. 2010.

26. Althuisius SM, Dekker GA, Hummel, Van Geyn. Cervical incompetence prevention randomized cerclage trial, emergency cerclage with bed res tus bed rest alone. Am I Obstet Gynecol. 2003, página 18.

27) Takai N, Nishida M, Urata K, Yuge A,. Cerclagem bem sucedida em duas pacientes com dilatação cervical avançada no segundo trimestre. Arch Gynecol Obstet. 2003, página 268.

28. Noelia SI. Enfermagem Ginecobstétrica. Havana. 2009, p. 419

29. Medina Z. Acções independentes de enfermagem. Editorial Ciencias Médicas, Havana. 2008. p. 131 - 136.

30. NANDA. Diagnósticos de Enfermagem da NANDA. Disponível em: http://www.terra.es/personal/duenas/diagnos.htm.

31. NOC. Diagnóstico de enfermagem. https://www.aibarra.org/Apuntes/Fundamentos/Diagnostico%20de%20Enfermeria.doc

32. Livros de saúde. Diagnóstico de enfermagem. www.librossanitarios.com/detalle.asp?ISBN=844581407-9&codcat=28

33. Limperopoulos, C., et al. Positive Screening for Autism in Ex-Preterm Infants: Prevalence and Risk Factors. Pediatrics, volume 212, número 4, abril de 2008, páginas. 758-765

34. Caballero González J E, Cruz R. Maternal age and its influence on some perinatal disorders. Rev Cubana Obstet y Ginecol.1997; 16(1): 22-8.

35. Puffer RC. Birth weight, maternal age and birth order. Três importantes determinantes da mortalidade infantil. OPAS. Publicação científica nº 298, Washington DC, 2000,94-7.

36. Faundes A. Estudo das diferentes formas de avaliação do peso materno como indicadores do peso do recém-nascido. Rev Cubana Obstet Ginecol 2008; 18 (1):25 - 38.

37. Rey, Martínez H. Rational management of the premature infant. I Curso de medicina fetal e neonatal. Bogotá, Colômbia. 2003:137-51.

38. Reeder Sh I Martin LL, Koniak D. Immediate care of the newborn. In: Enfermería materno infantil 17ª edição. México, Editorial Interamericana, SA, 1992. p. 575-594. [biblioteca virtual online] http://www.hirv.Mc.master.ca/org

39. Legault M, Goulet C. Comparison of kangaroo and traditional methods of removing preterm infants from incubators. J Obstet Gynecol Neonatal Nurs 2005; 24: 501-6.

40. Honein, M.A., et al. The Association Between Major Birth Defects and Preterm Birth. Maternal and Child Health Journal, publicado on-line em 17 de maio de 2008. https://:dx/doi/org/10.1007.s10995-0080348-y

41. Álvarez Fumero A. Impacto dos factores de risco no baixo peso à nascença. Rev. Resumen 2001; 14 (13):115-21.

ANEXOS

Anexo n.º 1 Consentimento informado do doente.

Eu: ________________________________ conheci e concordo em participar na investigação relacionada com os procedimentos que o enfermeiro irá efetuar em mim para melhorar a minha saúde, não me causará danos físicos ou sociais nem prejuízo, e posso abandonar o estudo em qualquer altura que desejar.

Assinatura: ________________

Anexo nº 2 Formulário de recolha de dados.

N.º __________ Historial médico _________

1. data de entrada _________

2. Idade.

   - ✓ Menores de 18 anos_________
   - ✓ 19-35 anos_________
   - ✓ Mais de 35 anos _________

3. Paridade

   - ✓ Primipara________
   - ✓ Multipara________

4. Atividade profissional da mãe

   - ✓ Dona de casa_________
   - ✓ Trabalhador_________
   - ✓ Estudante_________

5. Estado civil

   - ✓ Único_________
   - ✓ Casado_________

6. Idade gestacional

   - ✓ Entre 27 e 34 semanas_________
   - ✓ Entre 34,1 e 36,6 semanas_________

7. Peso do recém-nascido

   - ✓ Menos de 2500 gramas_________
   - ✓ Mais de 2500 gramas________

8. Doenças relacionadas com a gravidez

- ✓ Anemias ________
- ✓ Infecções cérvico-vaginais ________
- ✓ Infecções do trato urinário________
- ✓ Doença hipertensiva________
- ✓ Incompetência cervical________
- ✓ Hematoma retroplacentário________
- ✓ Coriamnionitis________
- ✓ Rutura prematura das membranas________

9. História obstétrica

- ✓ Primiparidade precoce________
- ✓ Nascimentos pré-termo espontâneos antes de ________
- ✓ Abortos induzidos anteriores________
- ✓ Abortos anteriores na segunda metade do ano ________
- ✓ Gravidez de gémeos________
- ✓ Tamanho baixo________
- ✓ Más condições socioeconómicas________
- ✓ Hábitos tóxicos________
- ✓ Períodos intergenéricos curtos________
- ✓ Outros________

10) Teve alguma reação adversa ao medicamento aplicado?

- ✓ Sim________
- ✓ Não ________
- ✓ Cuál

____

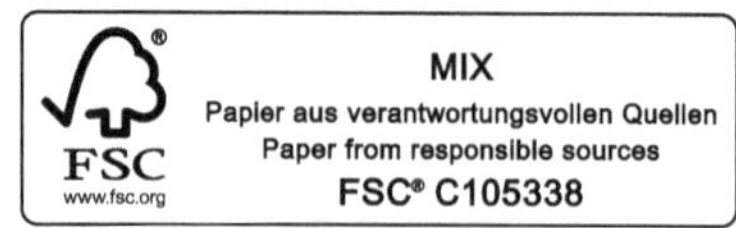

Printed by Books on Demand GmbH, Norderstedt / Germany